JEAN-CHRISTOPHE BERLIN

50 exercices pour affiner sa silhouette

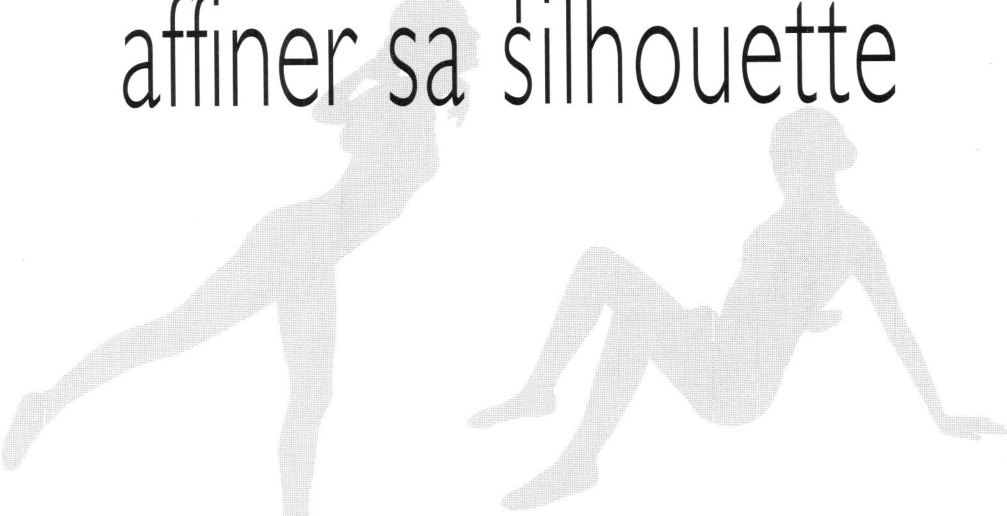

Flammarion

SOMMAIRE

1

LE BAS DU CORPS

2

LE HAUT DU CORPS

PRÉFACE

Affiner sa silhouette est le but de beaucoup d'entre nous. Pour rester jeune, léger et alerte dans une société qui en demande toujours plus.

Les actes de chirurgie esthétique concernant le remodelage de la silhouette n'ont jamais été aussi fréquents. Toute la difficulté est d'expliquer aux patients, femmes et hommes, que nous ne sommes pas des magiciens. La chirurgie esthétique peut être une aide, un accélérateur dans le cadre d'un processus d'amaigrissement, mais elle ne peut en aucun cas solutionner tous les problèmes et rester le seul remède. Mais une hygiène de vie associant équilibre alimentaire et exercice physique est indispensable avant et après tout geste chirurgical.

Le livre de Jean-Christophe Berlin, qui propose des exercices simples et détaillés, permettra aux patients ankylosés par des années de sédentarité, d'affiner leur silhouette. Et, si malgré les conseils prodigués dans son ouvrage, une chirurgie s'avérait indispensable, les exercices conseillés assureront un entretien physique et éviteront les récidives.

Pratiquez régulièrement les exercices proposés dans cet ouvrage et vous obtiendrez les modifications de votre silhouette que vous espérez.

Docteur Jean-Marie Faivre
Chirurgien esthétique

MODE D'EMPLOI

Ce livre comporte cinquante exercices concernant ces six parties du corps :

les jambes, les cuisses, les fesses pour le bas du corps, les abdominaux, le dos, les bras pour le haut du corps.

Ce sont des exercices de renforcement musculaire classés par ordre croissant de difficulté :

FACILE, MOYEN, DIFFICILE.

• MÉTHODE POUR AFFINER SA SILHOUETTE

Il faut associer trois composantes essentielles :

1 Respecter une bonne hygiène alimentaire (voir Diététique page 14).

2 Pratiquer régulièrement un sport ou un exercice physique de type endurant.

3 Effectuer au moins trois fois par semaine les exercices contenus dans ce livre.

• QU'EST-CE QU'UN EFFORT D'ENDURANCE ?

Pour fonctionner, nos muscles utilisent nos réserves de sucre et de graisse. Lors d'un exercice physique, le corps consomme en premier le sucre ; et au bout de 40 minutes d'effort, il va puiser dans ses réserves de graisse. Si l'on souhaite faire disparaître notre excès de graisse, il faut donc pratiquer un effort musculaire prolongé de type endurant.

COMMENT SE DÉROULE UNE SÉANCE ?

- Choisissez deux exercices intéressant une partie du corps (exemple les cuisses)
- Exécutez-les en suivant et en respectant bien les consignes
- Chaque exercice demande environ 3 minutes d'effort
- Votre temps de travail doit être égal à votre temps de repos si vous maintenez une position 10 secondes, vous devez vous reposer 10 secondes
- Votre séance d'exercices va durer environ 12 minutes

Prenons l'exemple de la course à pied : si vous courez 30 minutes, vous aurez pratiquement épuisé toutes vos réserves de sucre mais vous n'aurez pas puisé dans vos réserves de graisse.

Si vous courez 60 minutes, vous aurez épuisé vos réserves de sucre et vous aurez puisé 20 minutes dans vos réserves de graisse.

Si vous courez 90 minutes, vous aurez puisé 50 minutes dans vos réserves de graisse.

On voit ainsi que plus l'effort se prolonge plus on « brûle » de graisses.

Attention !

Il ne faut pas courir trop longtemps sans boire et s'alimenter : commencez à boire avant votre effort puis au bout de 30 minutes et ensuite toutes les 30 minutes ; mangez des fruits (banane) à partir de 40 minutes d'effort puis toutes les 30 minutes.

Les sports d'endurance doivent se pratiquer en augmentant progressivement la durée d'effort. Ne vous lancez pas sans entraînement dans un marathon.

• QUEL TYPE DE SPORT D'ENDURANCE PEUT-ON PRATIQUER ?

Le sport le plus facile est la course à pied. Commencez par une allure modérée et régulière pendant 30 minutes puis augmentez régulièrement de 20 % votre temps de course.

Si vous courez pendant 1 heure, vous aurez dépensé 930 calories (la calorie est la valeur énergétique des aliments).

Vous pouvez aussi pratiquer vos sports favoris. Exemple : une heure de tennis en simple brûle 800 calories, mais rappelez-vous que plus l'effort dure longtemps, plus vos réserves de graisse diminuent.

Les autres sports d'endurance sont : le vélo, le triathlon, le ski de fond, etc.

• À QUI S'ADRESSE CE LIVRE ?

À tous ceux qui souhaitent faire des exercices musculaires pour modifier leur morphologie et affiner leur silhouette.

Ces exercices peuvent venir en complément et après une chirurgie esthétique.

• À QUEL ÂGE ?

Ces exercices peuvent être faits à n'importe quel âge. Après 70 ans, contentez-vous des plus faciles.

Les accessoires

1. Un ballon

Utilisez un ballon en mousse de la taille d'un ballon de football ou une grosse éponge.

2. Un bâton

De la taille d'un manche à balai, pas trop lourd. Vous pouvez utiliser une canne.

3. Un tabouret

Utilisez un tabouret stable et solide ou une table basse.

4. Un coussin

Il doit être suffisamment ferme pour ne pas s'écraser sous votre poids.

5. Des haltères

Utilisez une haltère à poids variables, que l'on ajoute ou enlève, ou plusieurs haltères de différents poids.

• CONTRE-INDICATIONS

Toute contre-indication médicale à la pratique de la gymnastique s'applique aux exercices contenus dans ce livre. Après une opération de chirurgie esthétique, il est souhaitable de demander à votre chirurgien quand vous pourrez commencer vos exercices.

• COMMENT CHOISIR LES EXERCICES ?

Choisissez la partie du corps que vous voulez travailler en priorité (exemple : les fesses). Commencez par les exercices faciles, puis augmentez progressivement la difficulté. Changez régulièrement de région du corps pour rompre la monotonie.

• QUAND EFFECTUER CES EXERCICES?

Tenez compte de votre disponibilité mais choisissez un moment de la journée où vous ne serez pas dérangé.

Le matin semble être le meilleur moment car on est plus en forme qu'en fin de journée.

• COMMENT EFFECTUER LES EXERCICES?

Je vous propose de faire ces exercices tous les jours ou, au moins, trois fois par semaine.

Respectez la progression proposée dans le livre ; choisissez d'abord les exercices faciles, puis les moyens, enfin les difficiles.

Conseils

1 Choisissez un moment de la journée où vous ne serez pas dérangé.

2 Débranchez le téléphone.

3 Adoptez une tenue confortable.

4 Installez-vous dans un endroit suffisamment aéré.

5 Lisez attentivement la description de l'exercice.

6 N'insistez pas si l'exercice est douloureux.

7 Soyez assidu.

FAITES VOTRE PROGRAMME POUR 1 SEMAINE, 1 MOIS, 6 MOIS

Fixez-vous des objectifs ; votre perte de poids ne doit pas dépasser 1 kilo par semaine.

Visez plutôt le long terme. Donnez-vous 3 mois pour obtenir vos premiers résultats et 6 mois pour des résultats définitifs et durables.

LA PREMIÈRE SEMAINE

Choisissez une partie du corps et suivez la progression : facile, moyen, difficile.

LE PREMIER MOIS

Travaillez exclusivement une partie du corps pendant 2 semaines ; les 2 semaines suivantes, poursuivez la même partie du corps et ajoutez une autre.

Exemple : les 2 premières semaines, les fesses ; les 2 semaines suivantes, les fesses et les cuisses.

LE MOIS SUIVANT

Lorsque vous aurez fait pendant 1 mois les fesses, vous les abandonnerez pour une autre partie du corps et ainsi de suite jusqu'à ce que vous ayez fait toutes les parties du corps.

Au bout de 6 mois, vous aurez atteint vos objectifs et vous aurez pris l'habitude de faire des exercices. Poursuivez régulièrement vos efforts pour préserver votre nouvelle silhouette.

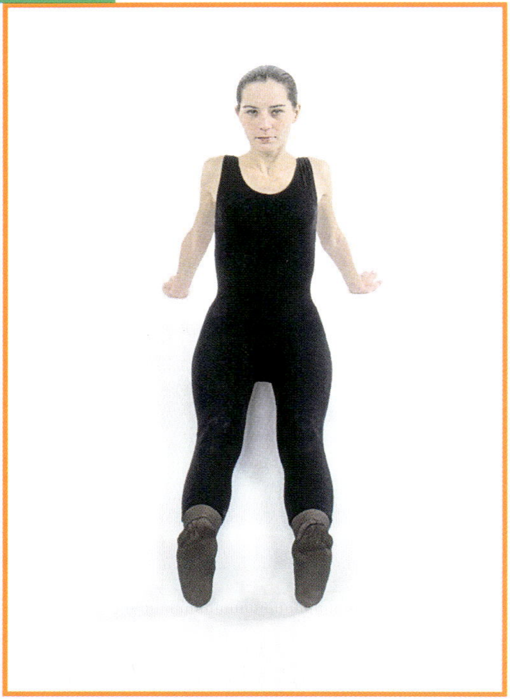

UNE SÉANCE-TYPE

EXEMPLE N°1 : exercice n° 1

Commencez votre séance par un exercice facile.

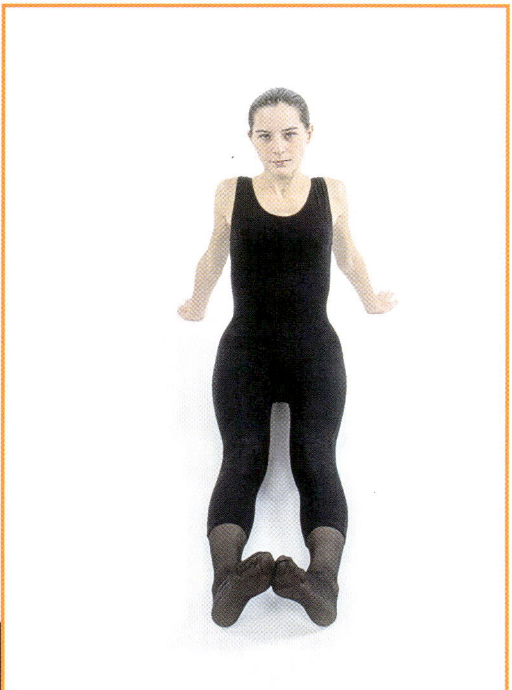

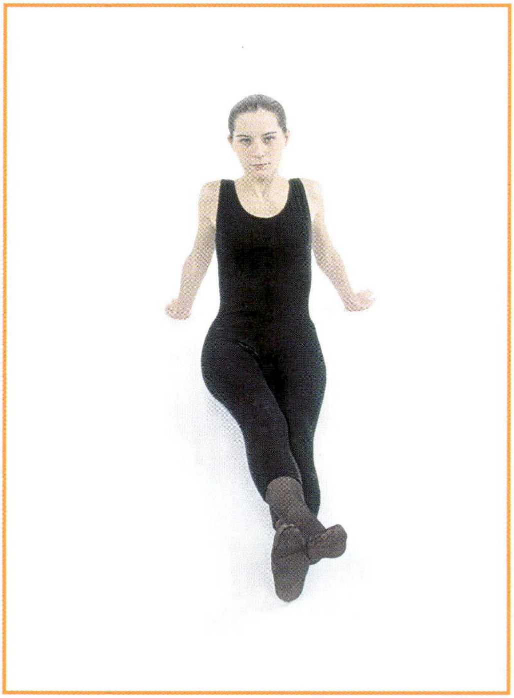

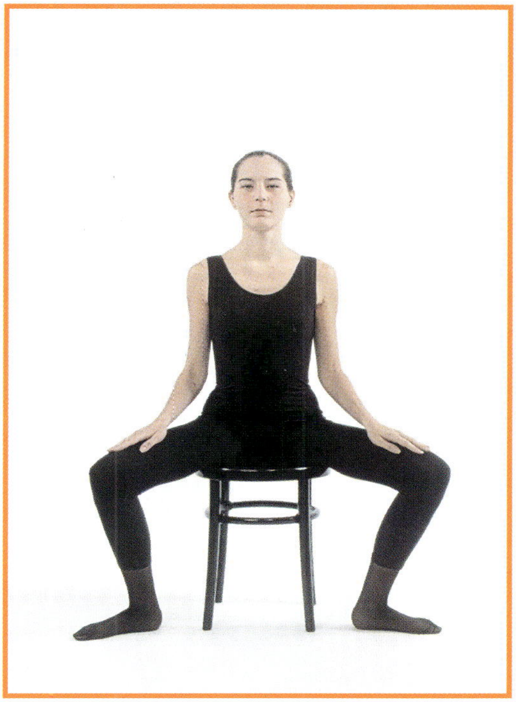

EXEMPLE N°2 : EXERCICE N° 4

Poursuivez avec un exercice plus difficile.

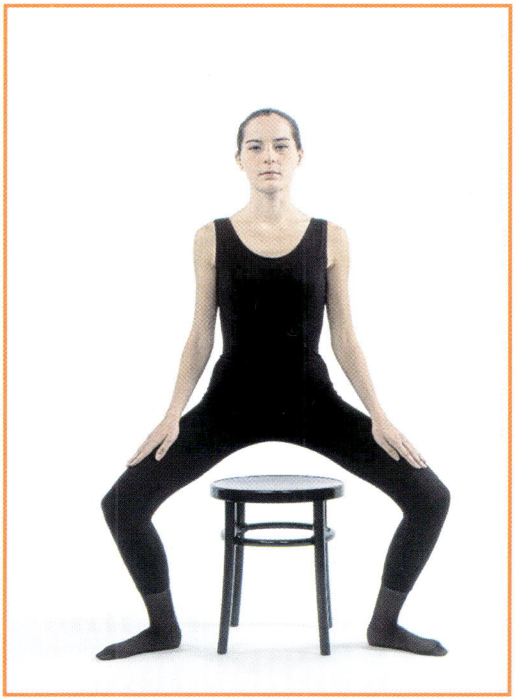

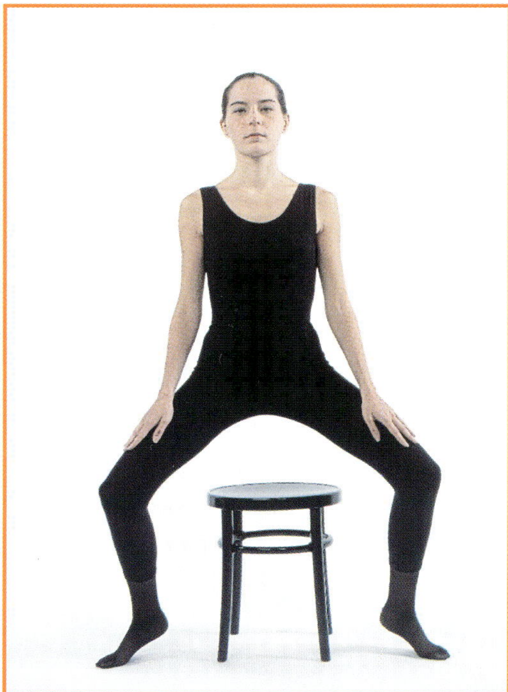

DIÉTÉTIQUE ET SILHOUETTE

Notre morphologie (aspect général du corps humain) dépend essentiellement de trois facteurs : notre squelette, nos muscles, notre masse grasse.

• LA MASSE GRASSE

Les réserves de graisse qui sont importantes pour le bon fonctionnement du corps humain peuvent, si elles sont excessives, modifier très sensiblement notre silhouette.

Les localisations graisseuses sont chez la femme : la culotte de cheval (entre la cuisse et la fesse), l'intérieur des cuisses, les fesses, le ventre, les bras.

Chez l'homme, on retrouve les mêmes localisations (sauf la culotte de cheval) et une prédominance de la graisse au niveau du ventre.

La graisse recouvre les muscles et masque leurs volumes. Si l'on souhaite affiner sa silhouette, il faut impérativement diminuer sa masse grasse pour laisser apparaître le galbe des muscles.

• LES ALIMENTS

On peut les classer en six groupes

1 Les aliments à dominante protidique : la viande, le poisson, les œufs, etc.

2 Les produits laitiers : lait, yaourt, fromages, etc.

3 Les corps gras d'origine animale ou végétale : beurre, huile, etc.

4 Les céréales, le pain, le riz, les pommes de terre, etc.

5 Les légumes frais et les fruits crus : salade, orange, banane, etc.

6 Les légumes et les fruits cuits.

La transformation des aliments par la cuisine modifie sensiblement les qualités nutritionnelles des aliments.

Pour diminuer notre masse grasse, il faut respecter quelques règles simples d'hygiène alimentaire.

Limitez l'utilisation du sucre raffiné contenu dans les pâtisseries, les sodas, les confiseries.

Évitez les charcuteries (qui contiennent trop de graisses), les fritures, les sauces grasses.

Privilégiez les aliments protidiques : viande, poisson, yaourts, fromage blanc.

Mangez des fruits crus et des légumes verts peu cuits qui aident à restreindre l'appétit.

Consommez modérément des féculents (pomme de terre ou légumes secs) mais ne les supprimez pas.

Préférez les pains aux céréales plutôt que les pains blancs.

Évitez les matières grasses : beurre, crème.

Ne consommez pas plus de deux verres de vin par jour.

Buvez de l'eau en dehors des repas, et avant et pendant l'effort.

• MANGER, MAIS EN QUELLES QUANTITÉS ?

Les quantités varient selon les individus et l'activité physique. Lorsque l'on pratique un sport ou que l'on fait de la gymnastique quotidiennement, la sensation de faim est accrue.

Ne vous restreignez pas trop sur les quantités au début de votre programme et fractionnez vos repas en cinq ou six prises.

Exemples

Repas contenant environ 2 000 calories, en six fois par jour.

Petit déjeuner

125 ml de jus d'orange

200 g de céréales

125 ml de lait écrémé

thé ou café à volonté

11 heures

75 ml de fromage blanc ou un fruit

Déjeuner

100 g de viande blanche (volaille)

250 g de légumes verts

1 tranche de pain aux céréales

50 g de fromage maigre

1 fruit

Goûter

1 fruit

1 yoghourt

Dîner

250 ml de bouillon clair

100 g de poisson

75 g de riz

5 g de beurre

50 g de champignons cuits

Collation vers 22 heures

1 pomme

1 verre de lait écrémé

Ces menus peuvent varier ou être pris en trois fois mais :

• ne mangez pas trop le soir

• ne buvez pas trop pendant les repas

• prenez le temps nécessaire pour manger, au moins 20 minutes

• ne mangez pas trois heures avant une compétition sportive

• ne vous couchez pas immédiatement après avoir mangé

LE BAS DU CORPS

LES MUSCLES DES JAMBES

Les jambes se situent entre le pied et le genou. Elles sont composées à l'arrière par un muscle très puissant, le mollet, latéralement par les péroniers qui stabilisent la cheville et évitent les entorses, en avant par le jambier antérieur qui permet de ramener la pointe de pied vers soi et de marcher sur les talons.

Ces muscles permettent les mouvements de la cheville.

Lorsqu'ils sont surentraînés comme chez les danseurs, ces muscles grossissent et donnent à la jambe un aspect trop massif (jambe poteaux). En revanche, lorsqu'ils sont sollicités dans un effort d'endurance (course de fond), ils ont tendance à s'allonger et donnent à la jambe un aspect gracile.

Il y a peu de localisation graisseuse sur les jambes ; toutefois, on peut en rencontrer autour du mollet.

Les exercices pour affiner les jambes devront se faire sans poids. On cherchera à travailler les muscles en maintenant la contraction plusieurs secondes.

La marche, la course d'endurance (au-delà de 40 minutes), le vélo et la natation sont des sports conseillés.

Évitez de pratiquer la danse classique plus de 5 heures par semaine.

OBJECTIFS

Travail des muscles latéraux de la jambe.

Affiner les chevilles.

DURÉE

3 minutes 20

CONSEIL

Cet exercice est recommandé aux personnes qui se tordent souvent les chevilles.

1

POSITION DE DÉPART

Asseyez-vous jambes tendues sur le sol, légèrement écartées.

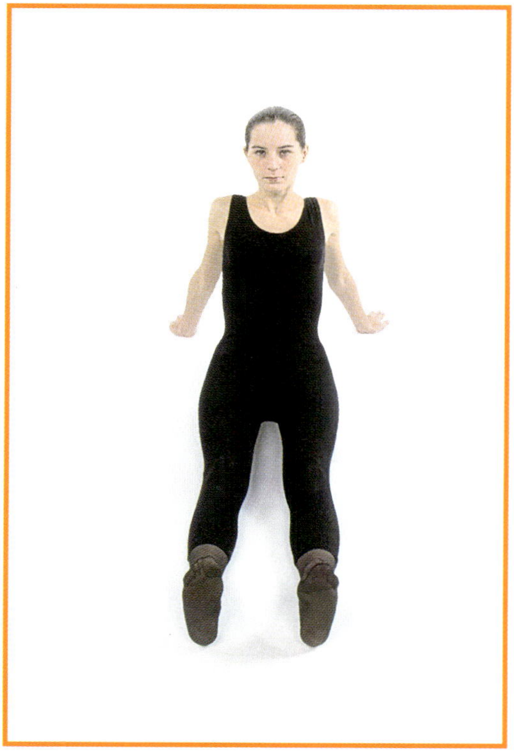

2

TRAVAIL

En soufflant, serrez les deux pointes de pieds l'une contre l'autre pendant 10 secondes.

Répétez 10 fois.

Croisez les jambes et serrez à nouveau les pointes de pieds sur leurs bords extérieurs.

Répétez 10 fois.

ATTENTION !

▲ **Ne pliez pas les jambes.**

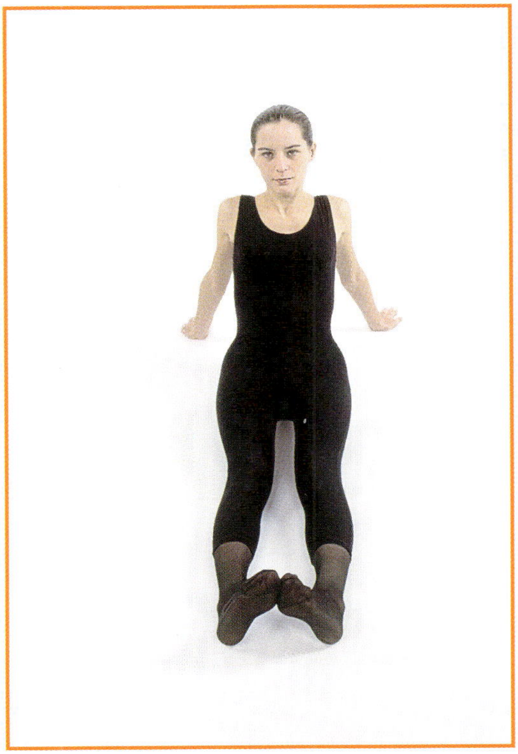

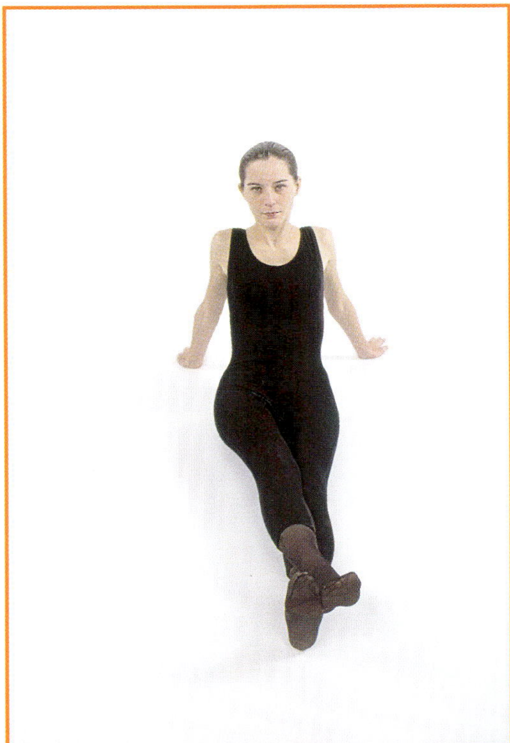

2

FACILE

OBJECTIFS

Travail des muscles antérieurs de la jambe.

Affiner les chevilles.

DURÉE

2 minutes

CONSEILS

Cet exercice est recommandé aux femmes portant des talons.

À faire après une journée de travail.

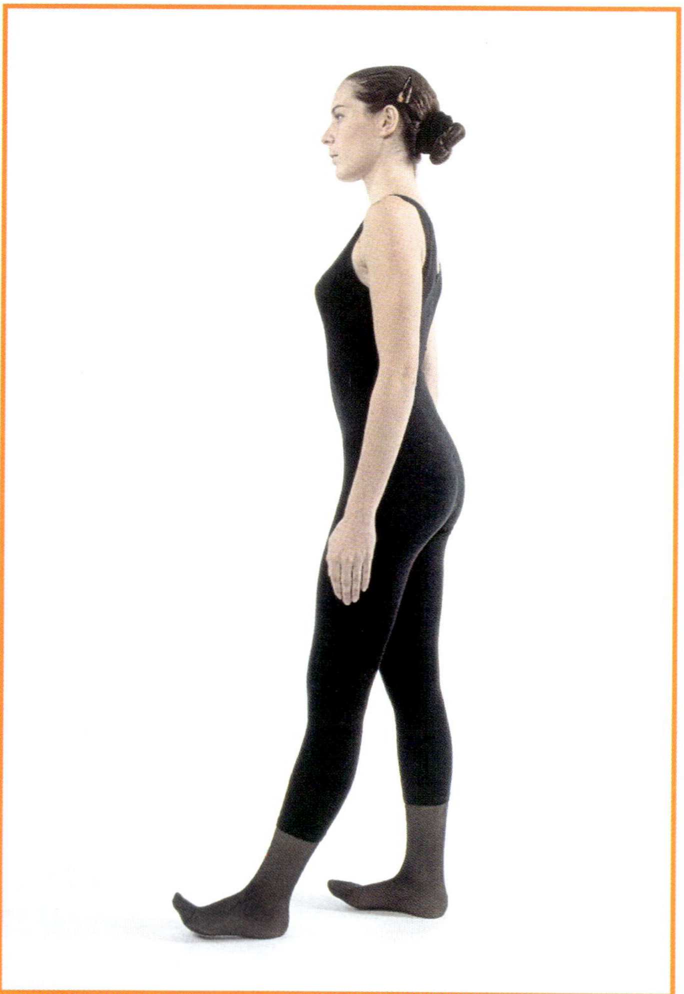

1

POSITION DE DÉPART

En position debout, soulevez les pointes des pieds.

2

TRAVAIL

En soufflant, marchez sur les talons.

Faites 10 pas en avant puis 10 pas en arrière.

Répétez 10 fois, soit 200 pas.

ATTENTION !

- ▲ **Restez bien droit.**
- ▲ **Ne poussez pas les fesses en arrière.**

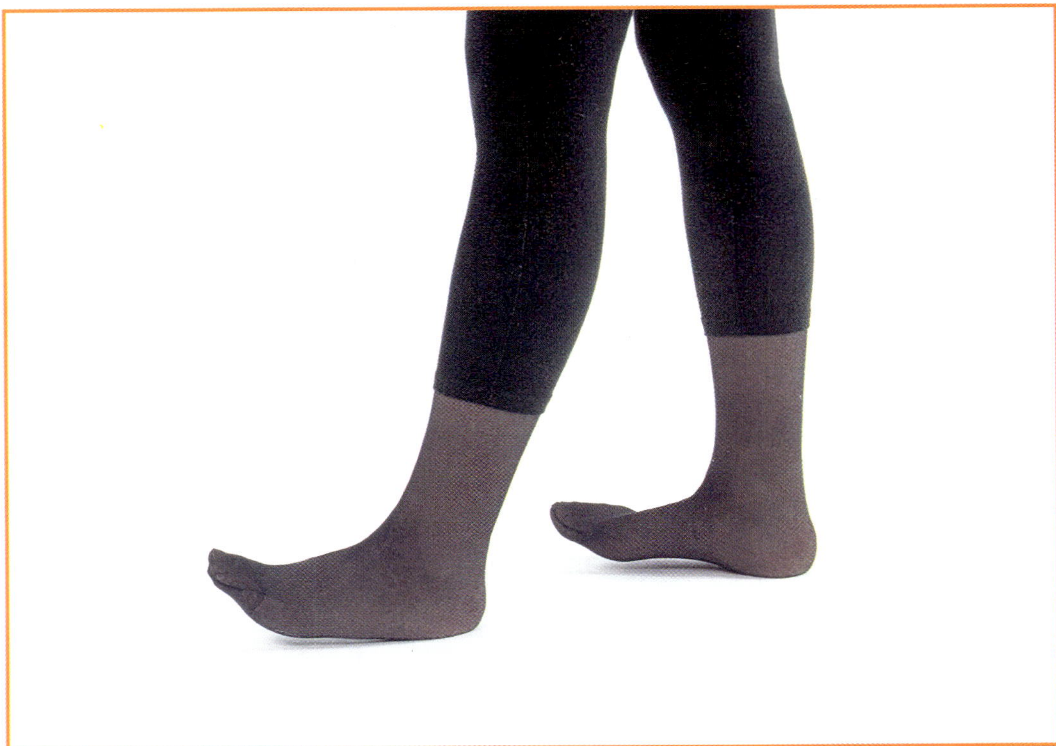

3

MOYEN

OBJECTIF

Travail de l'ensemble des muscles des jambes.

DURÉE

2 minutes

Effectuer le mouvement 10 fois vers l'intérieur 10 fois vers l'extérieur.

Répéter 5 fois, soit 100 mouvements.

CONSEIL

Cet exercice est recommandé aux personnes qui se tordent souvent les chevilles.

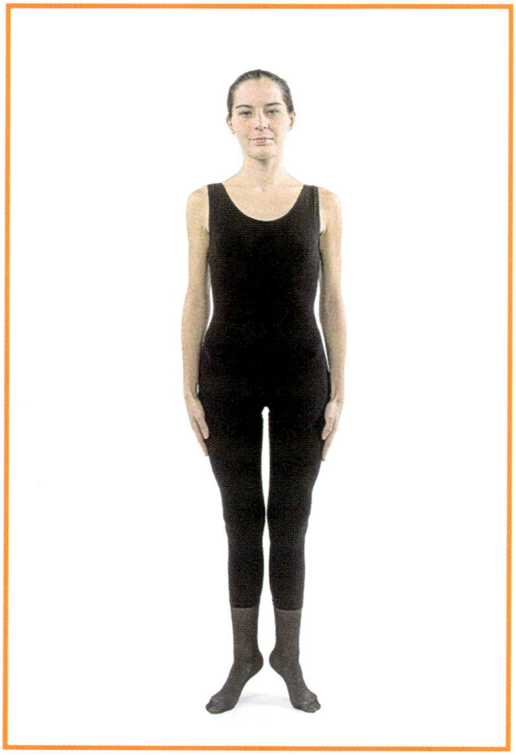

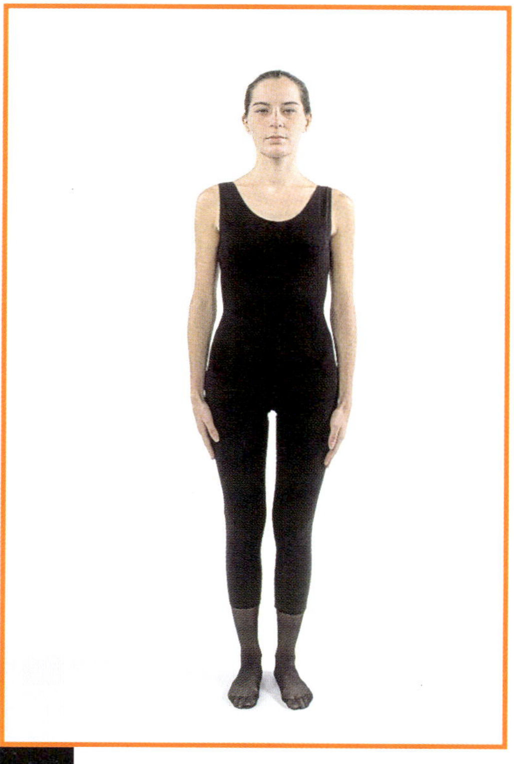

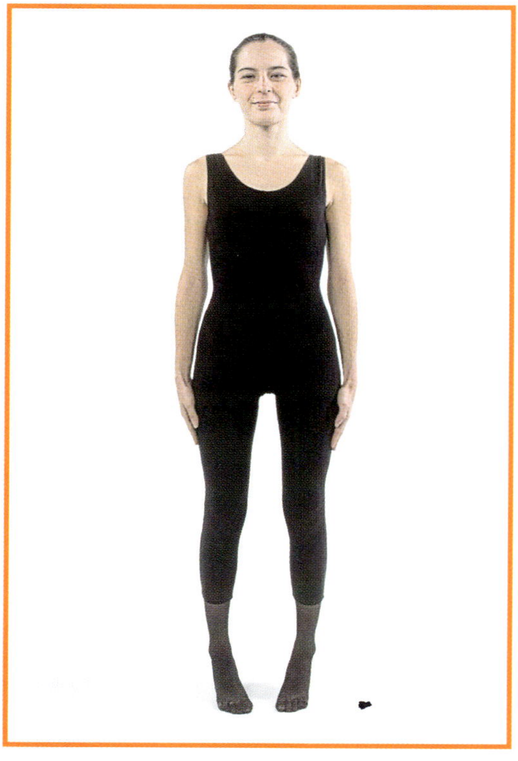

1

POSITION DE DÉPART

Debout, montez sur la pointe des pieds.

2

TRAVAIL

En soufflant, amenez alternativement les talons vers l'extérieur puis vers l'intérieur, comme si vous écrasiez une cigarette.

ATTENTION !

- ▲ **La position est instable, vous pouvez vous appuyer sur une chaise pour vous équilibrer.**
- ▲ **Tenez-vous bien droit.**
- ▲ **Ne redescendez pas sur les talons pendant tout l'exercice.**

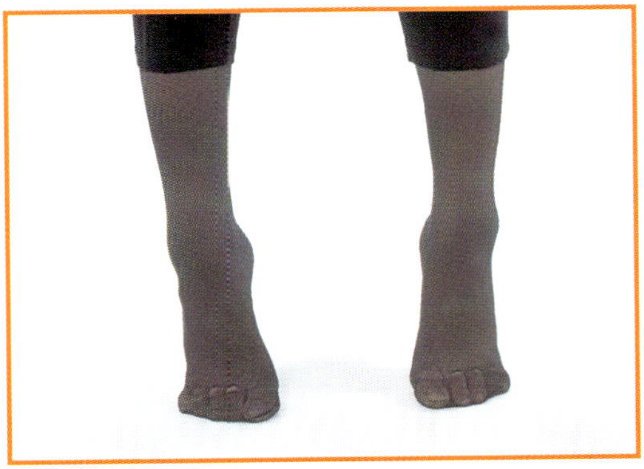

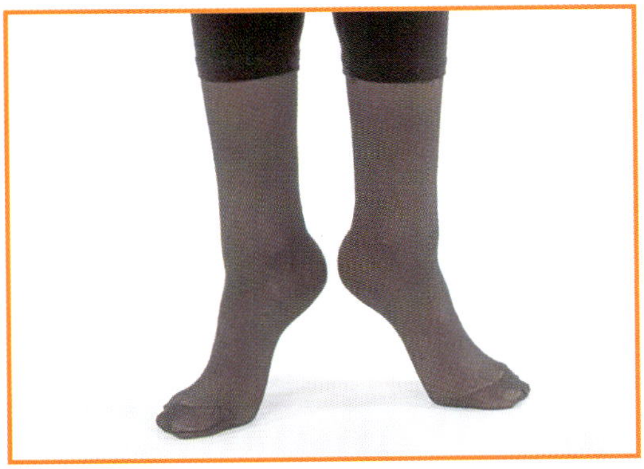

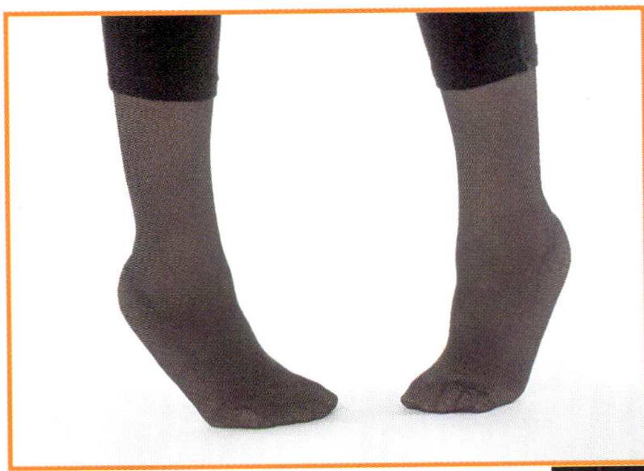

4

DIFFICILE

OBJECTIF

Travail des mollets
et des cuisses.

DURÉE

3 minutes 20

Maintenir la position
sur la pointe des pieds
10 secondes ; répéter 20 fois.

CONSEIL

Cet exercice est
une bonne préparation
au ski et à l'équitation.

1

POSITION DE DÉPART

Asseyez-vous sur une chaise les jambes écartées.

Tenez-vous bien droit, les mains sur les cuisses.

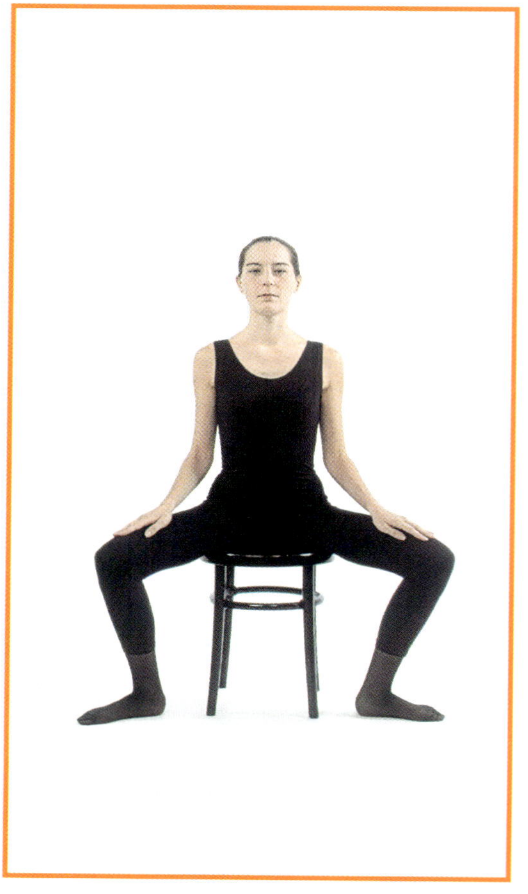

2

TRAVAIL

En soufflant, décollez les fesses de la chaise.

Montez sur la pointe des pieds.

Maintenez la position jambes fléchies à 90° sans bouger.

ATTENTION !

▲ La position est instable.

▲ Ne vous penchez pas en avant.

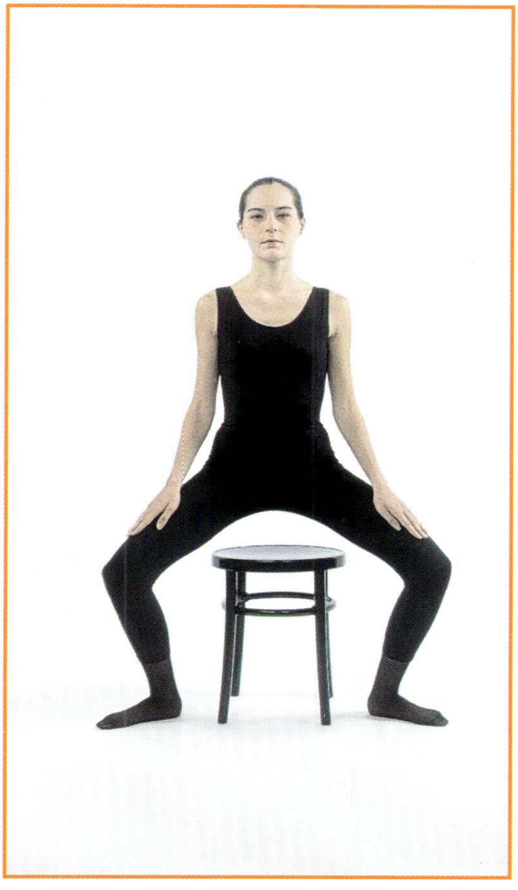

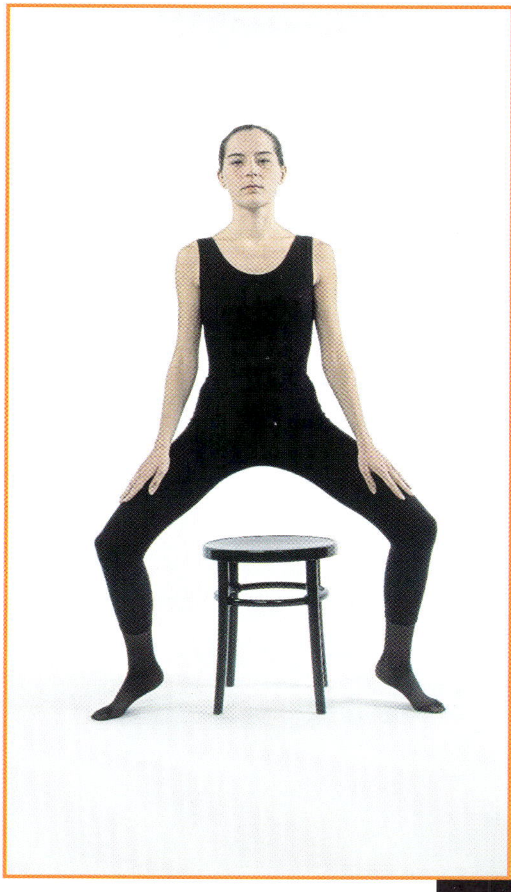

LES MUSCLES DES CUISSES

Les cuisses se situent entre le genou et le bassin. Elles sont composées à l'avant par un muscle très puissant et volumineux, le quadriceps, qui étend la jambe ; latéralement, à l'intérieur, par les adducteurs qui permettent de serrer les jambes l'une contre l'autre et ont un rôle important dans la stabilité de la hanche lors de la marche et de la course ; en arrière par les ischio-jambiers qui permettent la flexion du genou.

Ces muscles autorisent à la fois les mouvements de la hanche et ceux du genou.

Les cuisses peuvent être très volumineuses, en particulier chez les haltérophiles, les cyclistes, les skieurs.

En revanche, la natation ou la course d'endurance affinent les cuisses.

La cuisse est le siège de nombreuses localisations graisseuses ; la plus importante se situe, chez la femme, à l'intérieur mais aussi en haut des cuisses, en avant et en arrière.

Ces paquets adipeux masquent les courbes musculaires et donnent à la cuisse l'aspect d'un cône.

Pour affiner les cuisses, on cherchera à faire travailler des muscles qui ont tendance à se relâcher, comme les adducteurs.

Le galbe de la cuisse est essentiellement donné par le quadriceps, que l'on cherchera à tonifier.

5

FACILE

OBJECTIF

Travail du devant de la cuisse.

DURÉE

3 minutes 20

Maintenir la position
10 secondes ; répéter 10 fois
pour chaque jambe.

CONSEIL

Utilisez un ballon en mousse, un peu souple.

ATTENTION !

▲ Ne soulevez pas le talon du sol.

▲ Ne creusez pas le dos.

1

POSITION DE DÉPART

Asseyez-vous les jambes à plat sur le sol, les mains en appui derrière les fesses.

Placez un ballon sous le genou.

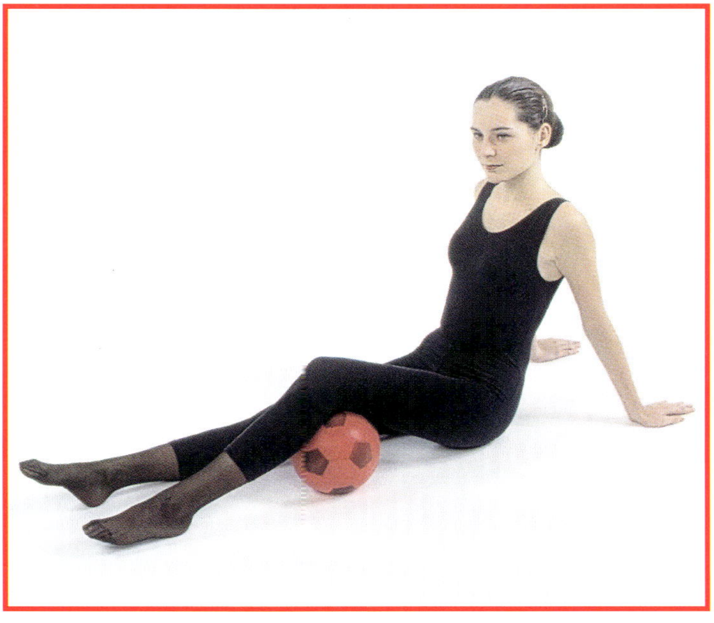

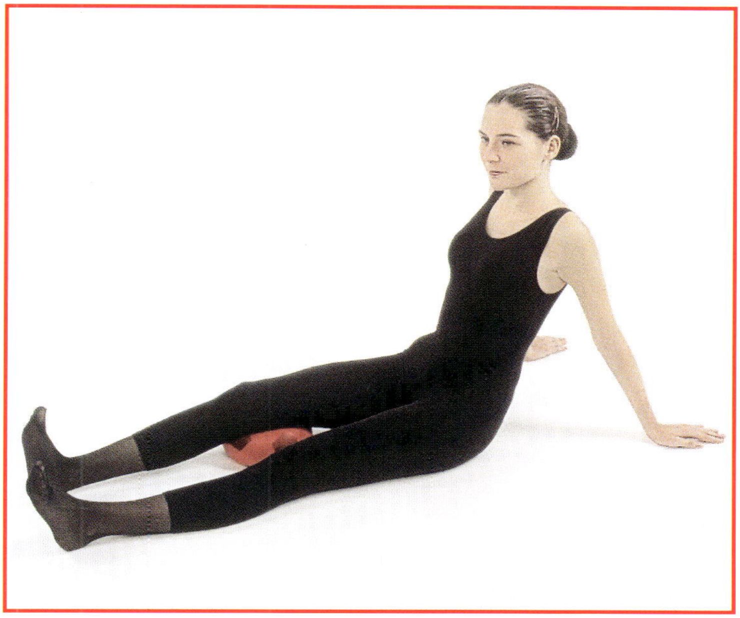

2

TRAVAIL

En soufflant, écrasez le ballon avec le genou en tirant la pointe du pied vers vous.

Maintenez la position 10 secondes.

Changez ; placez le ballon sous l'autre jambe.

Répétez l'exercice.

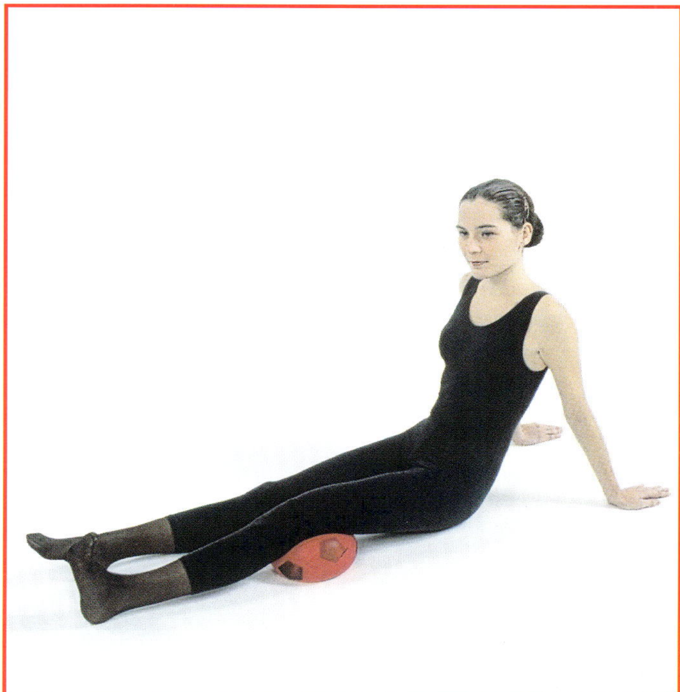

6

MOYEN

OBJECTIF

Travail de la face interne des cuisses.

DURÉE

3 minutes 20

Répéter l'exercice 10 fois.
Maintenir la position 20 secondes.

CONSEIL

Cet exercice vous prépare aux sports de glisse (ski, surf, roller).

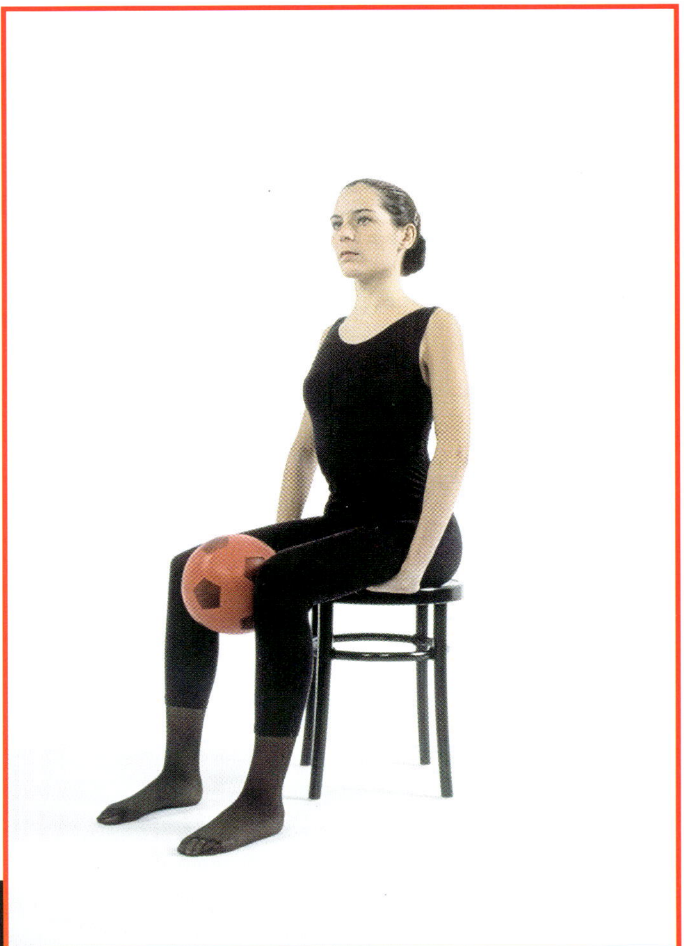

1

POSITION DE DÉPART

Asseyez-vous sur une chaise, les mains coincées sous les cuisses, un ballon entre les genoux pliés.

ATTENTION !

▲ Gardez les deux jambes à la même hauteur.

▲ Ne creusez pas le bas du dos.

2

TRAVAIL

En soufflant, serrez le ballon et tendez les jambes.

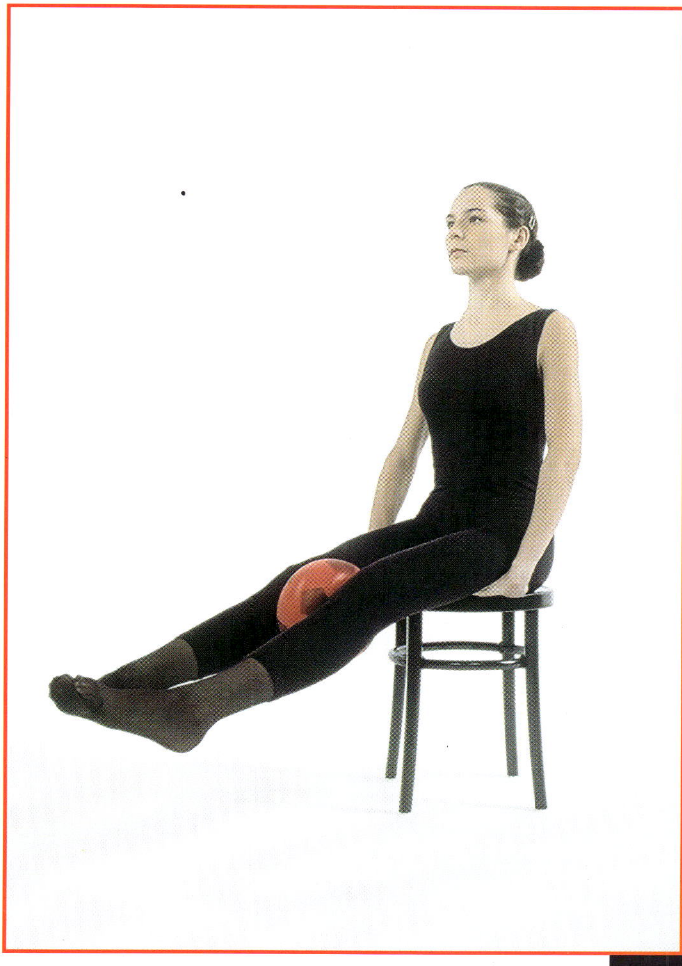

OBJECTIF

Travail du devant de la cuisse et des abdominaux.

DURÉE

3 minutes 20

Répéter l'exercice 10 fois pour chaque jambe.

Maintenir la contraction 10 secondes.

Changer de jambe.

CONSEIL

Cet exercice complet vous prépare à la marche en montagne ou à l'escalade.

1

POSITION DE DÉPART

Tenez-vous debout, une jambe fléchie en l'air.

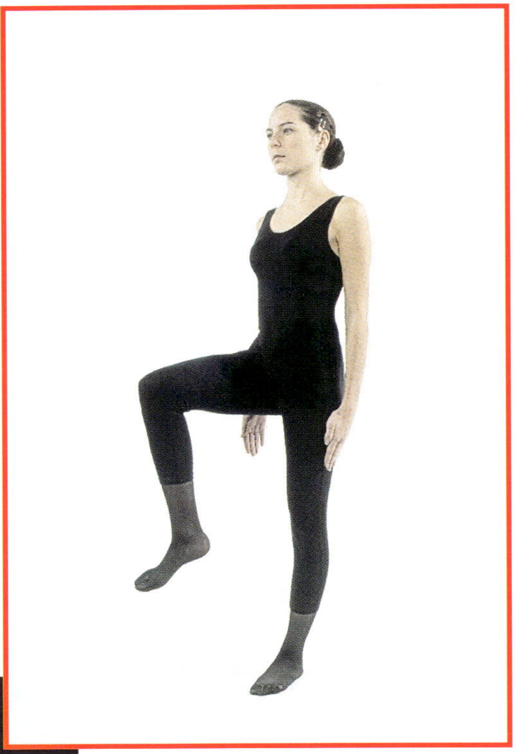

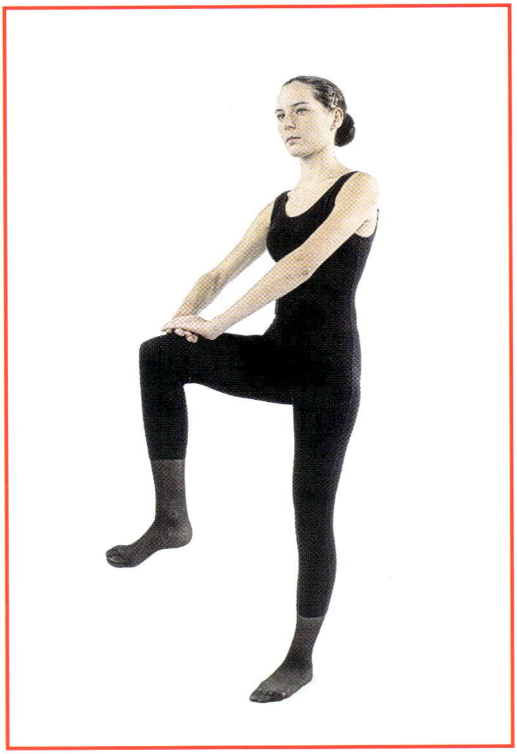

ATTENTION !

- ▲ La position est instable, vous pouvez vous adosser à un mur.
- ▲ Ne montez pas le genou à plus de 90°. Ne penchez pas le buste en avant.
- ▲ Gardez les bras bien tendus.

2

TRAVAIL

En soufflant, posez les deux mains sur le genou fléchi.

Exercez une poussée avec les deux mains vers le bas ; la jambe résiste.

Répétez l'exercice.

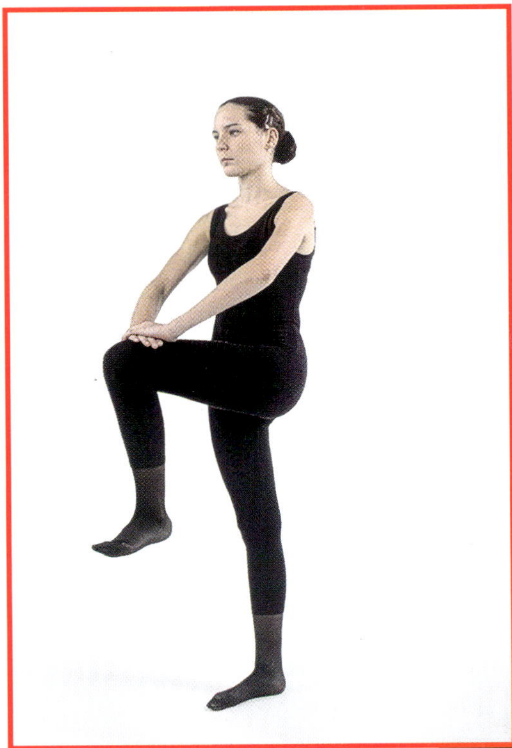

8

MOYEN

OBJECTIF

Travail du devant et de l'intérieur des cuisses.

DURÉE

3 minutes 20

Répéter l'exercice 10 fois.

Maintenir la position 20 secondes.

CONSEIL

Ne pas effectuer cet exercice sur un sol glissant.

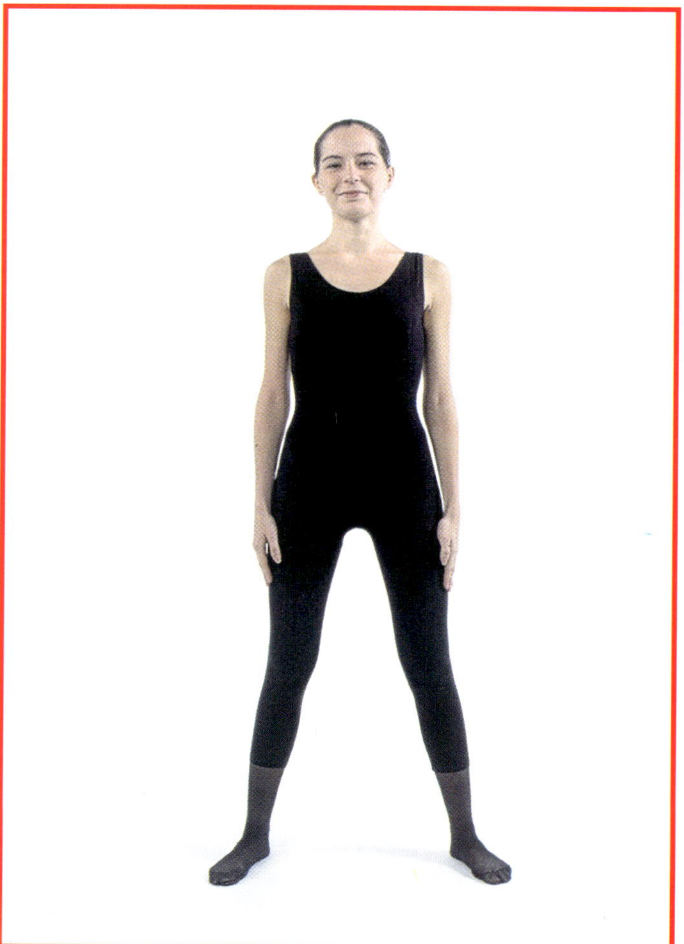

1

POSITION DE DÉPART

Tenez-vous debout, jambes écartées, les mains le long du corps.

ATTENTION !

▲ Ne tombez pas en avant.

▲ Gardez les pieds sur la même ligne.

2

TRAVAIL

En soufflant, sans bouger les pieds, serrez les genoux et fléchissez à 90°.

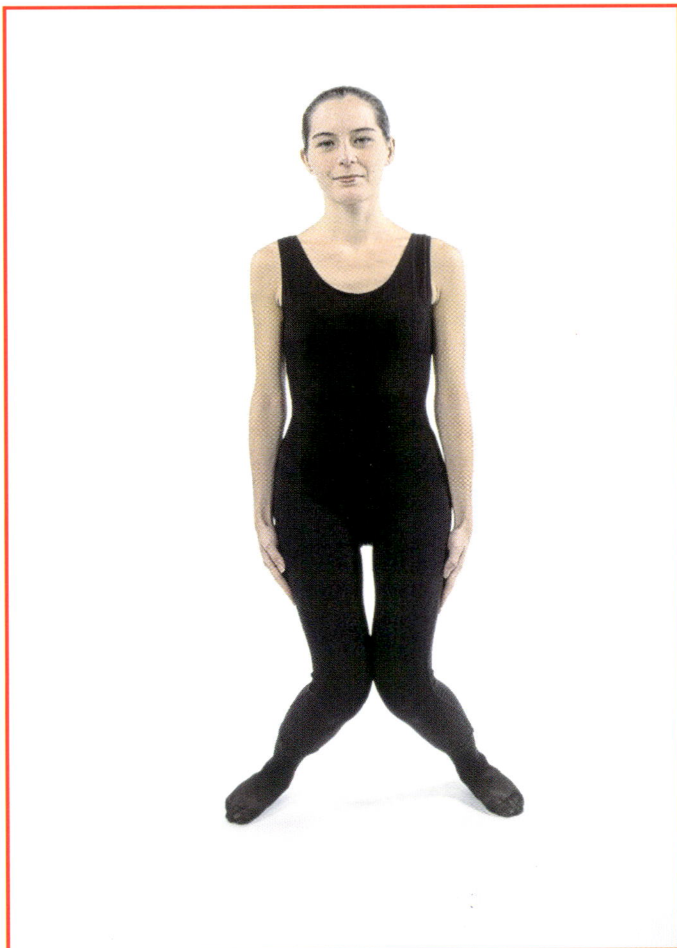

9

DIFFICILE

OBJECTIF

Travail du devant de la cuisse.

DURÉE

3 minutes 20

Maintenir la position 10 secondes ; répéter 10 fois pour chaque jambe.

CONSEIL

Descendez lentement et remontez rapidement.

1

POSITION DE DÉPART

Tenez-vous debout, les mains sur les hanches et un pied devant l'autre.

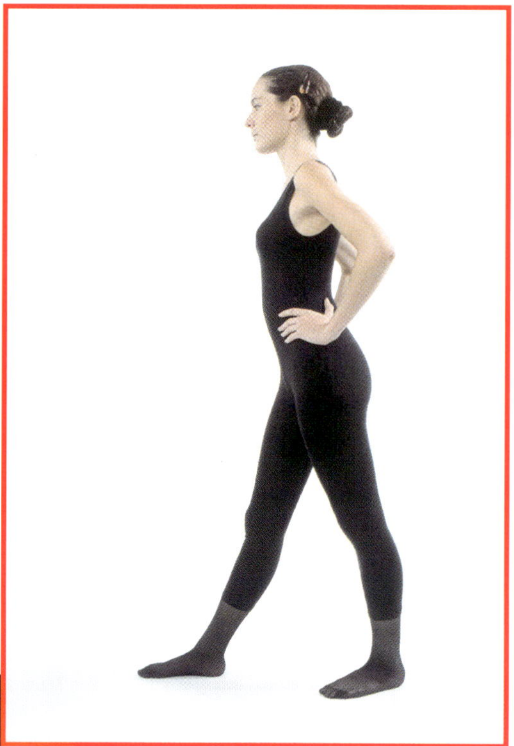

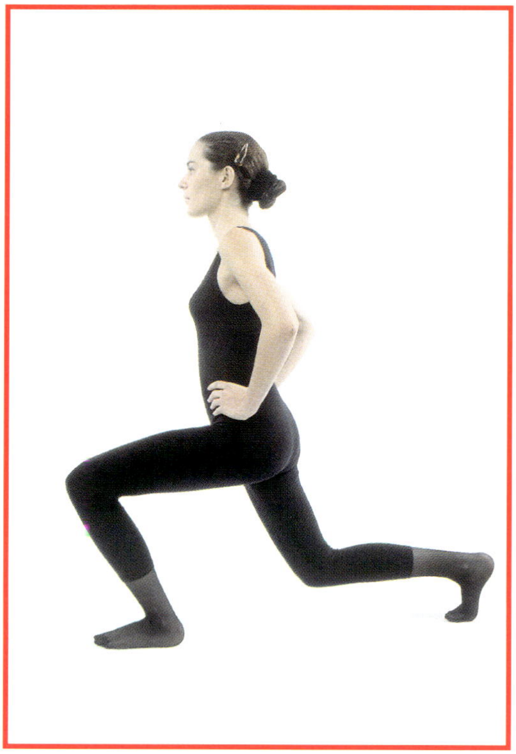

2

TRAVAIL

En soufflant, pliez la jambe avant et amenez le genou arrière au raz du sol sans le toucher.

Maintenez le buste droit et gardez la position 10 secondes.

Changez de jambe.

ATTENTION !

▲ Écartez les jambes latéralement pour être stable.

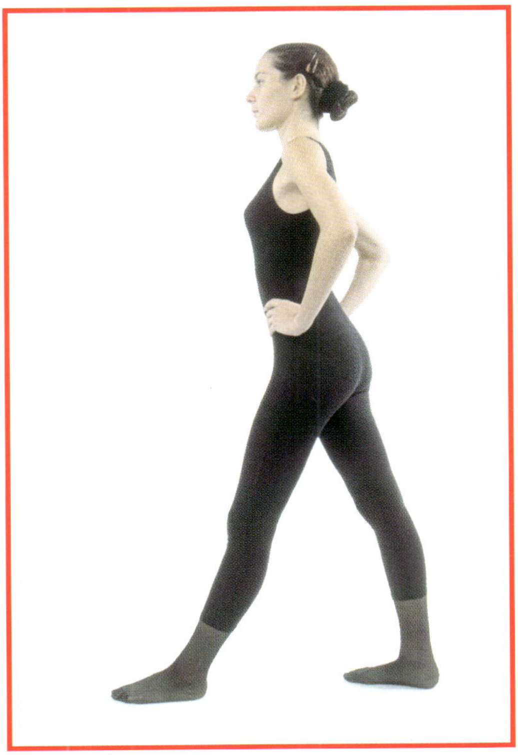

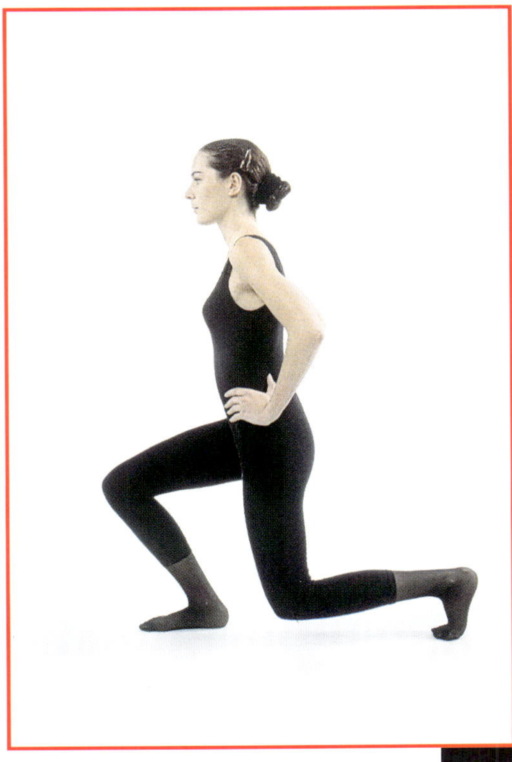

10

DIFFICILE

OBJECTIF

Travail de la face interne des cuisses.

DURÉE

3 minutes 20

Maintenir la position 10 secondes ; répéter 10 fois pour chaque jambe.

CONSEILS

Vous pouvez vous adosser à un mur pour ne pas tourner le bassin.

Placez un coussin sur le tabouret pour protéger votre genou.

1

POSITION DE DÉPART

Allongez-vous sur le côté, une jambe tendue sur un tabouret, l'autre fléchie sur le sol.

Appuyez-vous sur un coude et posez l'autre main au sol à la hauteur du ventre.

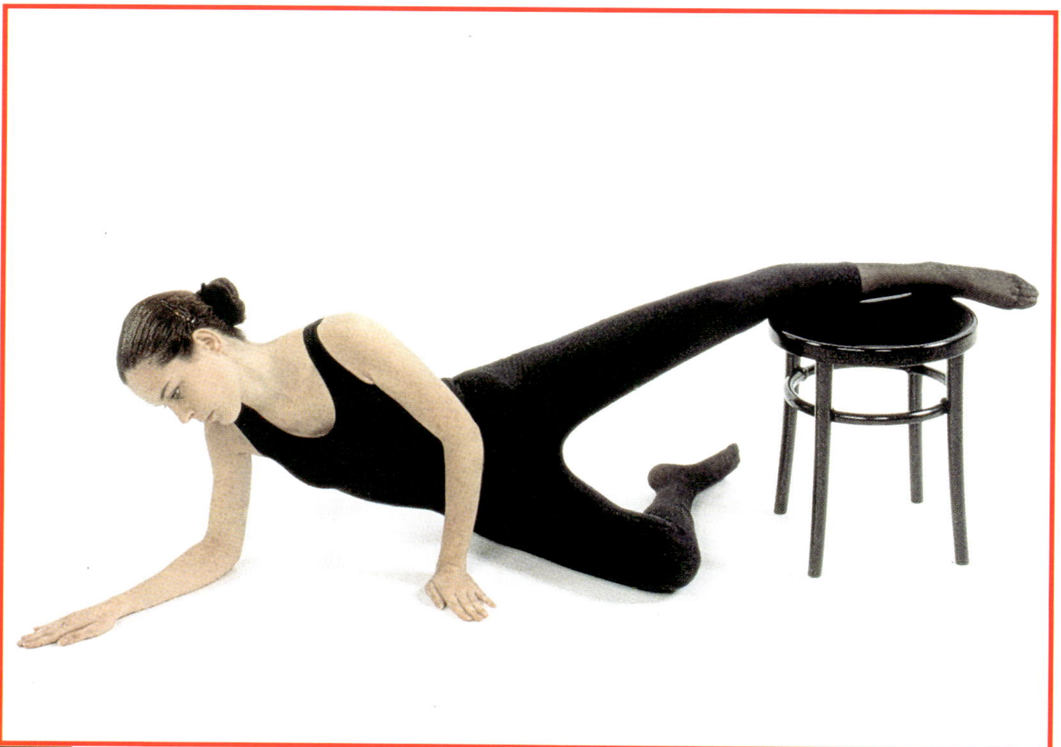

2

TRAVAIL

En soufflant et en poussant sur les bras, soulevez le bassin jusqu'à l'horizontale.

Maintenez la position 10 secondes.

Répétez 10 fois et changez de jambe.

ATTENTION !

- **Gardez bien le coude au sol.**
- **Ne tournez pas le bassin (il doit former un angle de 90° avec le sol).**
- **Si vous n'atteignez pas l'horizontale, contentez-vous de décoller le bassin du sol.**

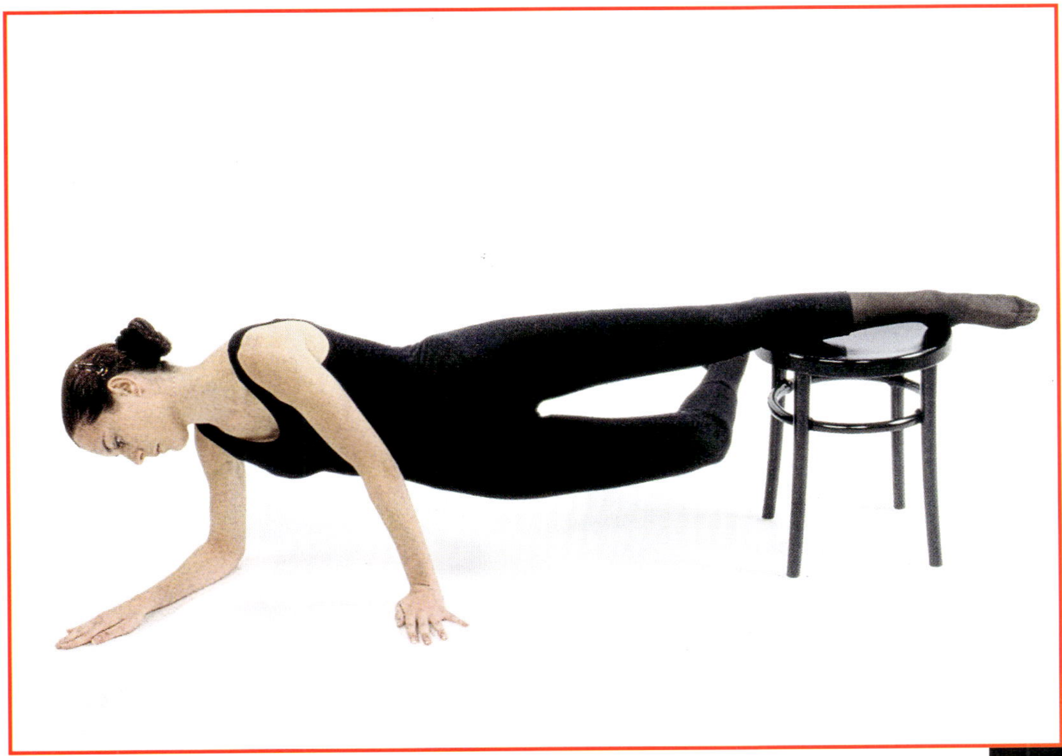

11

DIFFICILE

OBJECTIF

Travail des muscles
de l'arrière de la cuisse.

DURÉE

3 minutes 20

Maintenir 10 fois la contraction
pour chaque jambe.

CONSEIL

En cas de crampes, asseyez-vous, tendez la jambe et cherchez à attraper votre pied.

ATTENTION !

- ▲ **Les deux jambes restent fléchies.**
- ▲ **Ne creusez pas le bas du dos.**

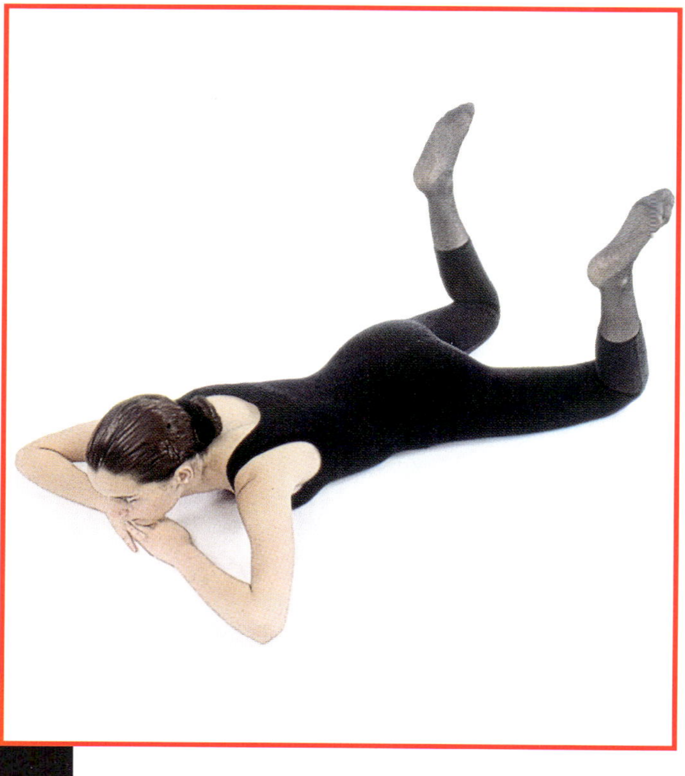

1

POSITION DE DÉPART

Allongez-vous à plat ventre.

Fléchissez et croisez les jambes.

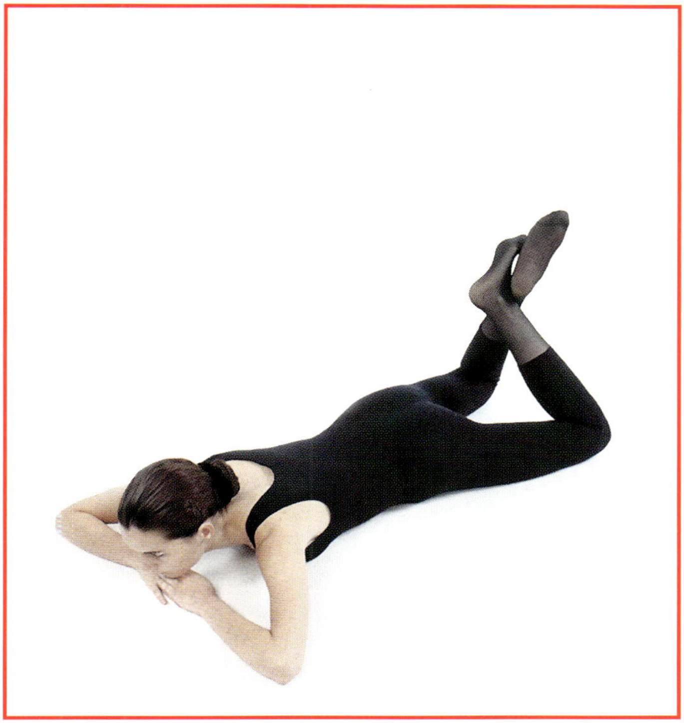

2

TRAVAIL

En soufflant, poussez une jambe contre l'autre : une jambe pousse l'autre résiste.

Maintenez la contraction 10 secondes et changez de jambe.

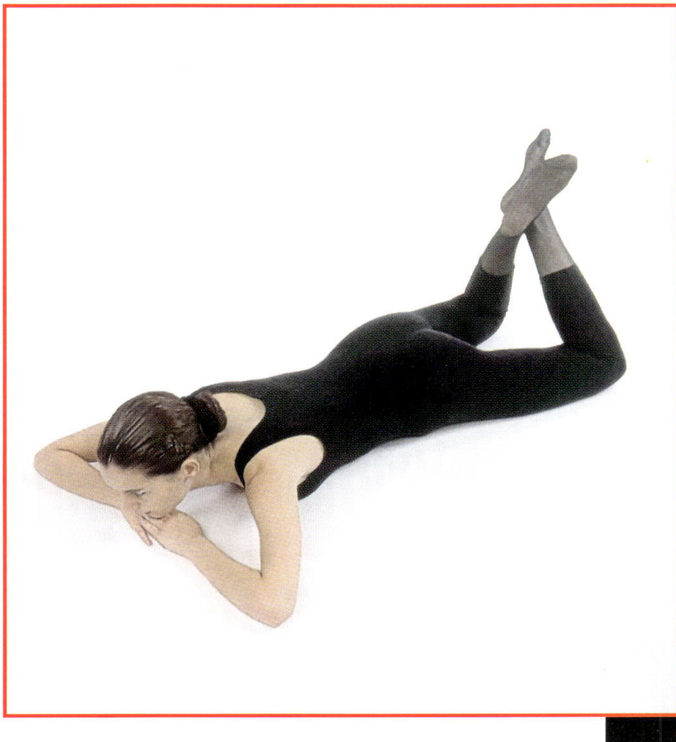

LES FESSIERS

Les fesses se situent entre la cuisse et le tronc, en arrière du bassin. Elles sont composées par le grand fessier, le plus en arrière, le moyen fessier situé latéralement, le petit fessier qui est le plus antérieur.

L'ensemble de ses trois muscles forme la fesse, un muscle très puissant et volumineux. Il intervient essentiellement dans la course, la marche en montée et l'accroupissement.

La forme des fesses varie selon de nombreux critères. Les différences liées à nos origines sont réelles. Les fesses des populations africaines sont plus rebondies que celles des pays nordiques.

Les localisations graisseuses sont très importantes dans la morphologie de la fesse, surtout chez la femme.

Actuellement, les critères occidentaux de beauté des fesses insistent sur deux points :

- de profil, les fesses ne doivent pas tomber en « goutte d'eau » mais doivent être légèrement rebondies ;
- de face, « les hanches » doivent être étroites et ne pas présenter de « culotte de cheval » (localisation graisseuse débordant de la face latérale de la fesse vers la face latérale de la cuisse).

On cherchera donc à tonifier les fesses en arrière et latéralement.

Les sports qui développent exagérément les fesses lorsqu'ils sont pratiqués intensément sont : le patinage, l'haltérophilie, le ski.

Par contre, s'ils sont pratiqués raisonnablement, ces sports peuvent aider à raffermir les fesses.

Les sports conseillés sont la course d'endurance, la natation, le vélo, l'équitation.

12

FACILE

OBJECTIF

Travail des fessiers.

DURÉE

3 minutes 20

Maintenir la position 10 secondes, 10 fois pour chaque jambe.

CONSEIL

Placez un coussin sous votre ventre.

1

POSITION DE DÉPART

Allongez-vous sur un tabouret, un genou au sol, l'autre jambe tendue.

Posez les mains écartées au sol, les bras tendus.

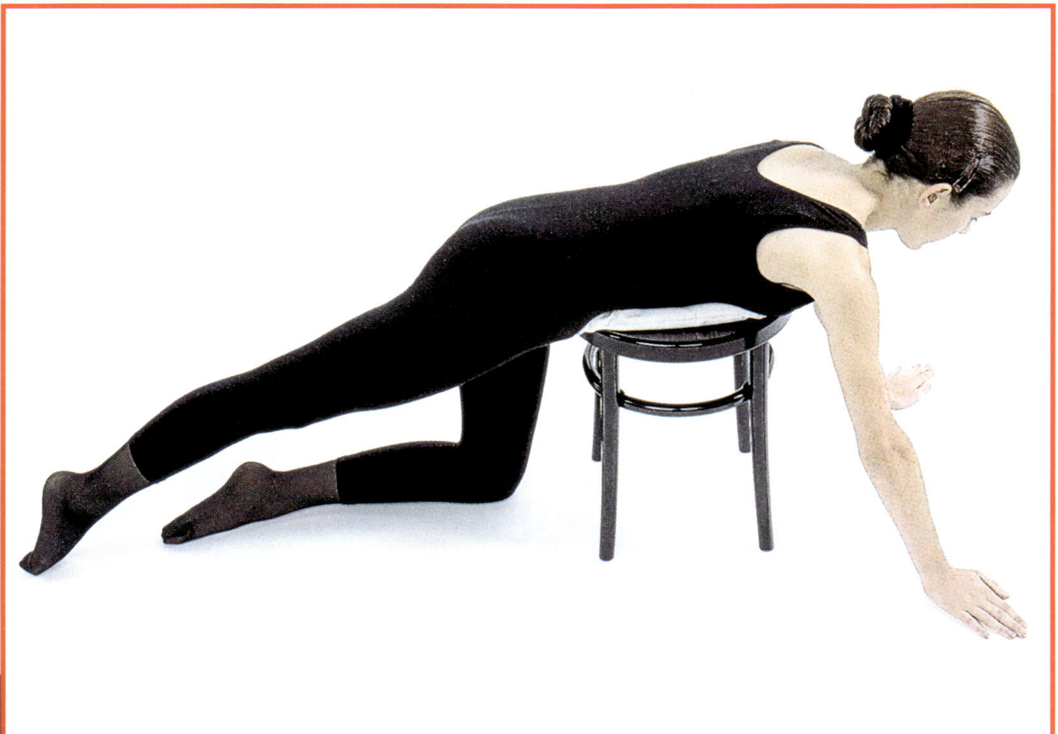

2

TRAVAIL

En soufflant, soulevez la jambe tendue posée sur le sol jusqu'à l'horizontale.

Maintenez la position 10 secondes et changez de jambe.

ATTENTION !

- ▲ **Ne montez pas la jambe trop haut.**
- ▲ **Ne fléchissez pas les bras.**
- ▲ **Ne faites pas cet exercice après avoir mangé.**

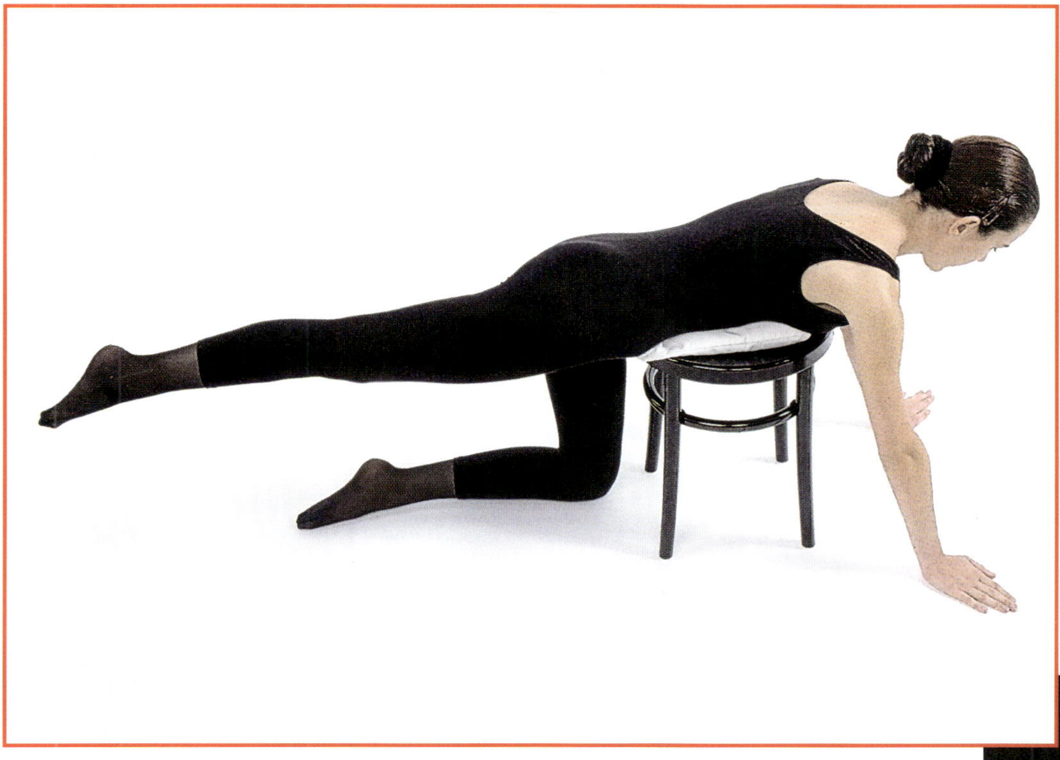

13

FACILE

OBJECTIF

Travail des fessiers et du bas du dos.

DURÉE

3 minutes 20

Maintenir la position 10 secondes, 10 fois pour chaque jambe.

CONSEIL

Ne cherchez pas à relever la tête ; regardez le sol.

ATTENTION !

- ▲ **La position est instable, écartez bien les bras.**
- ▲ **Ne pliez pas les bras.**

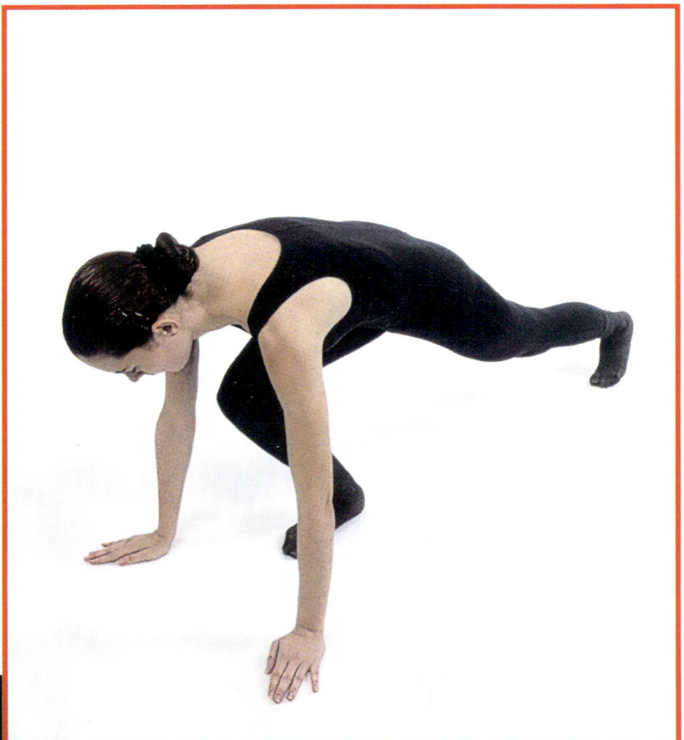

1

POSITION DE DÉPART

Placez-vous en fente avant, les deux mains sur le sol.

La jambe avant est fléchie ; la jambe arrière est tendue.

Tendez les bras.

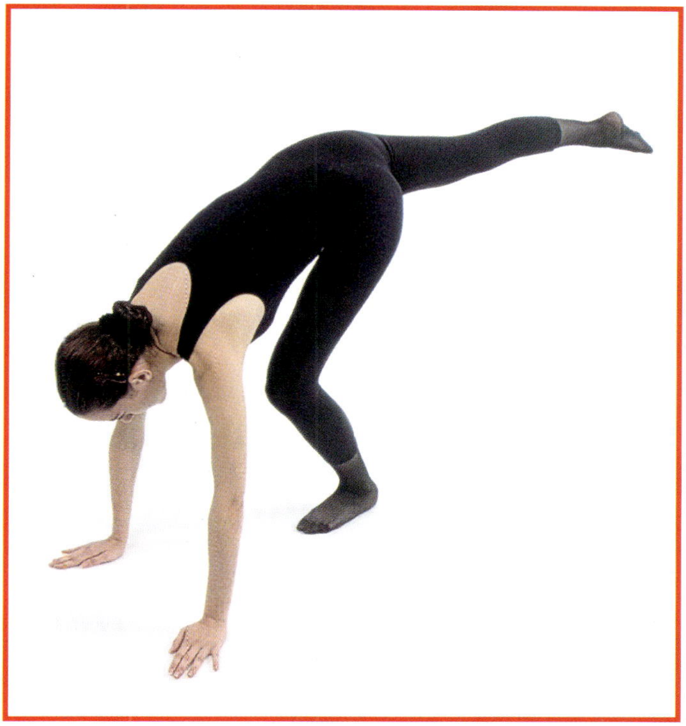

2

TRAVAIL

En soufflant, levez la jambe arrière jusqu'à l'horizontale.

Maintenez la position 10 secondes et changez de jambe.

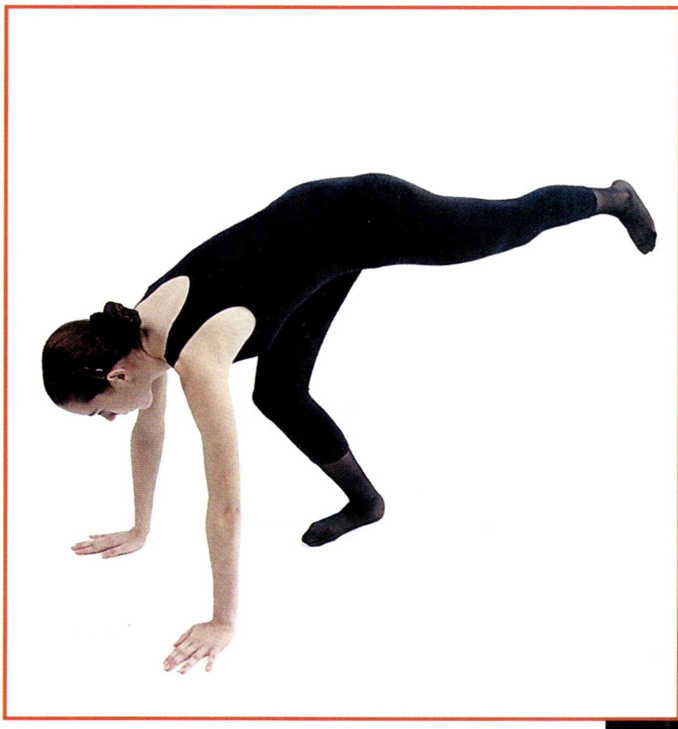

14

FACILE

OBJECTIF

Travail des fessiers latéraux et postérieurs.

DURÉE

3 minutes

CONSEIL

Votre jambe doit effectuer un mouvement « d'essuie-glace » horizontal.

ATTENTION !

- ▲ **Ne soulevez pas le bassin du tabouret.**
- ▲ **Ne fléchissez pas la jambe en l'air.**

1

POSITION DE DÉPART

Allongez-vous sur un tabouret un genou au sol, l'autre jambe tendue.

Posez au sol les mains écartées, les bras tendus.

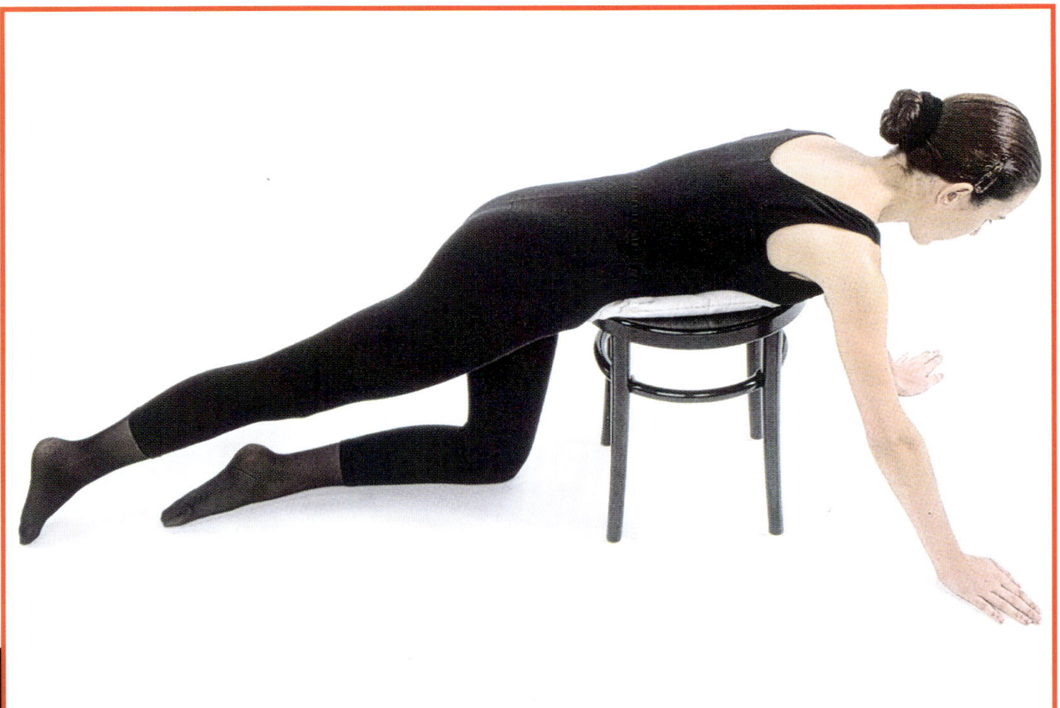

2

TRAVAIL

En soufflant, levez la jambe tendue à l'horizontale, puis amenez alternativement votre jambe à gauche et à droite (écartez la jambe, serrez la jambe).

Reposez la jambe et recommencez 10 fois l'exercice.

Changez de jambe.

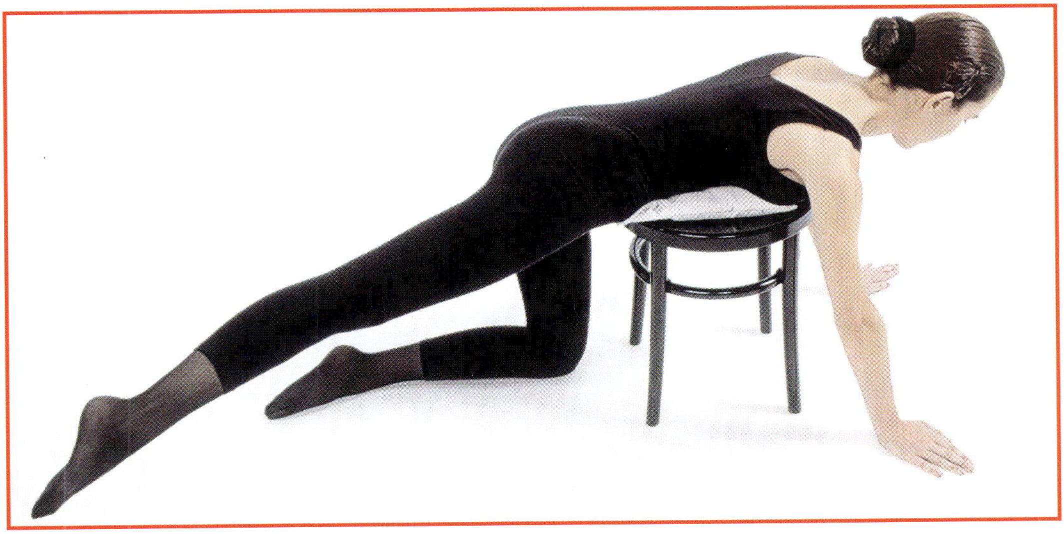

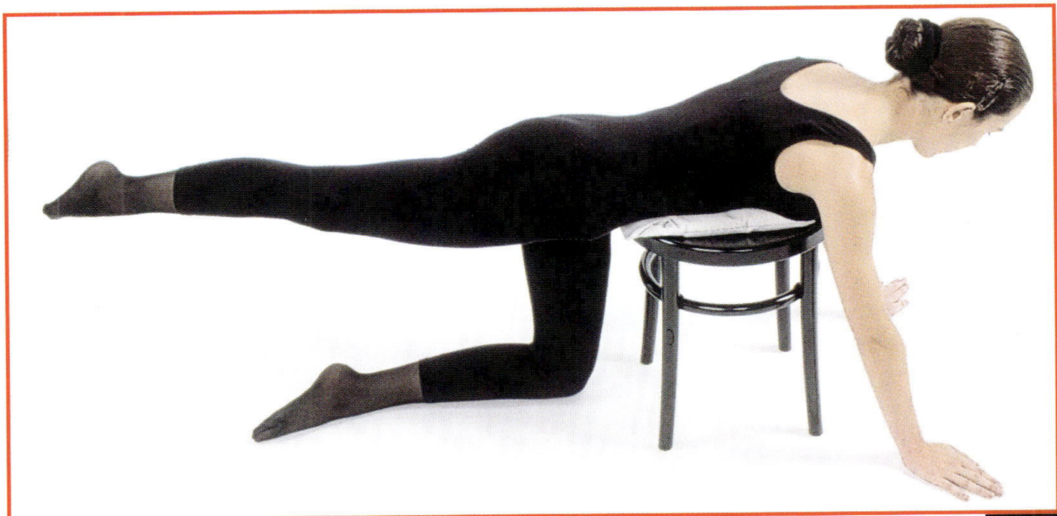

15

FACILE

OBJECTIF

Travail des fessiers et des cuisses.

DURÉE

3 minutes

CONSEIL

Ne mettez pas le pied sur le bord du tabouret.

Si cet exercice est douloureux pour les genoux, choisissez un accessoire plus bas comme un marchepied.

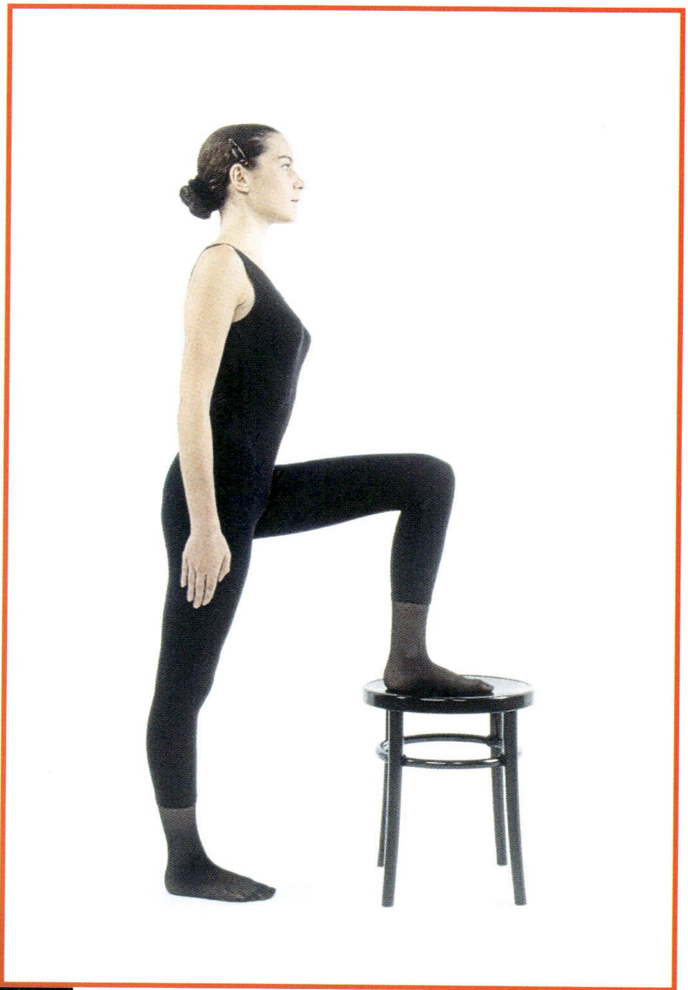

1

POSITION DE DÉPART

Posez le pied sur un tabouret devant vous.

Les bras sont le long du corps.

2

TRAVAIL

En soufflant, montez sur le tabouret en gardant la jambe arrière tendue et la jambe avant fléchie.

Maintenez la position 5 secondes puis redescendez.

Répétez 10 fois et changez de jambe.

ATTENTION !

- **▲ Inclinez légèrement le buste en avant pour trouver votre équilibre.**
- **▲ Ne prenez pas d'élan.**

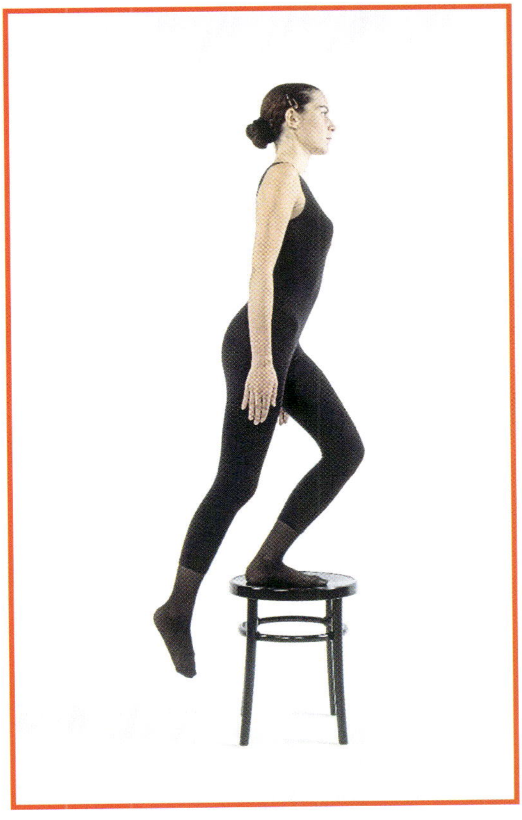

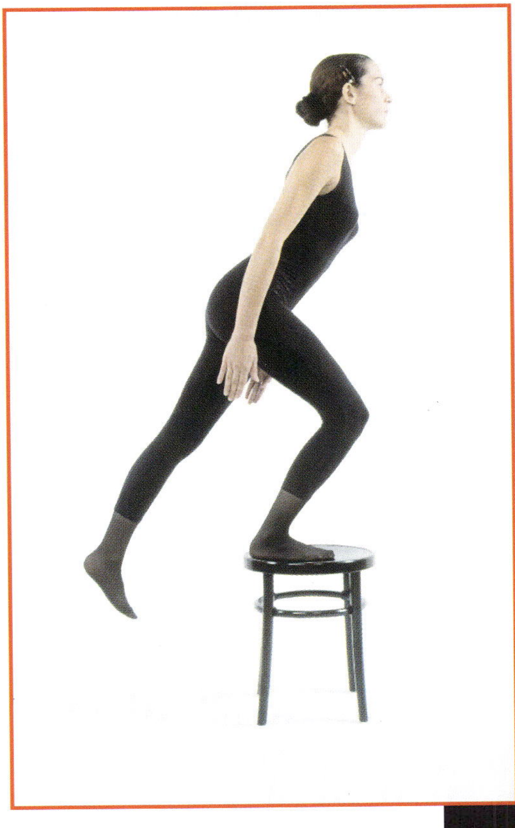

16

MOYEN

OBJECTIF

Travail des fessiers et des abdominaux.

DURÉE

3 minutes 20

Maintenir la position 10 secondes ; répéter 20 fois.

CONSEIL

Cet exercice permet d'acquérir une bonne connaissance des mouvements du bassin.

1

POSITION DE DÉPART

Allongez-vous à plat ventre, les genoux écartés.

Placez un ballon sous votre bassin.

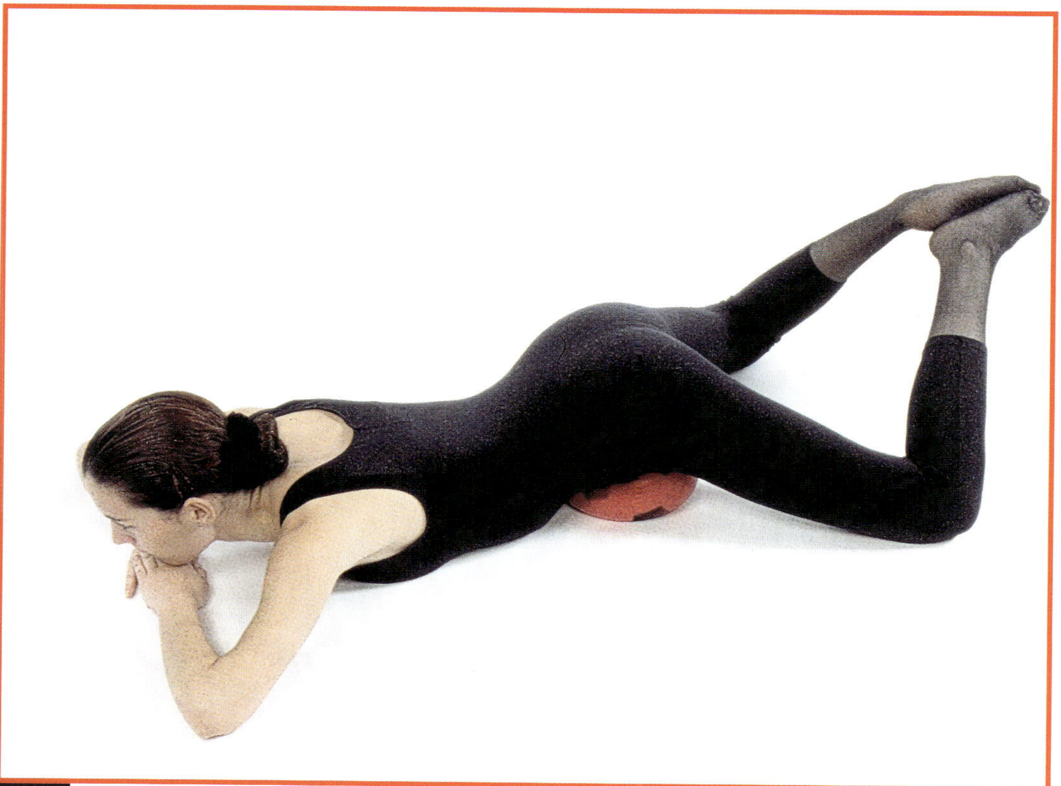

2

TRAVAIL

En soufflant, écrasez le ballon contre le sol avec votre bassin en contractant les fesses et en rentrant le ventre.

Maintenez la position 10 secondes et relâchez.

ATTENTION !

▲ **Le dos ne doit pas se creuser.**

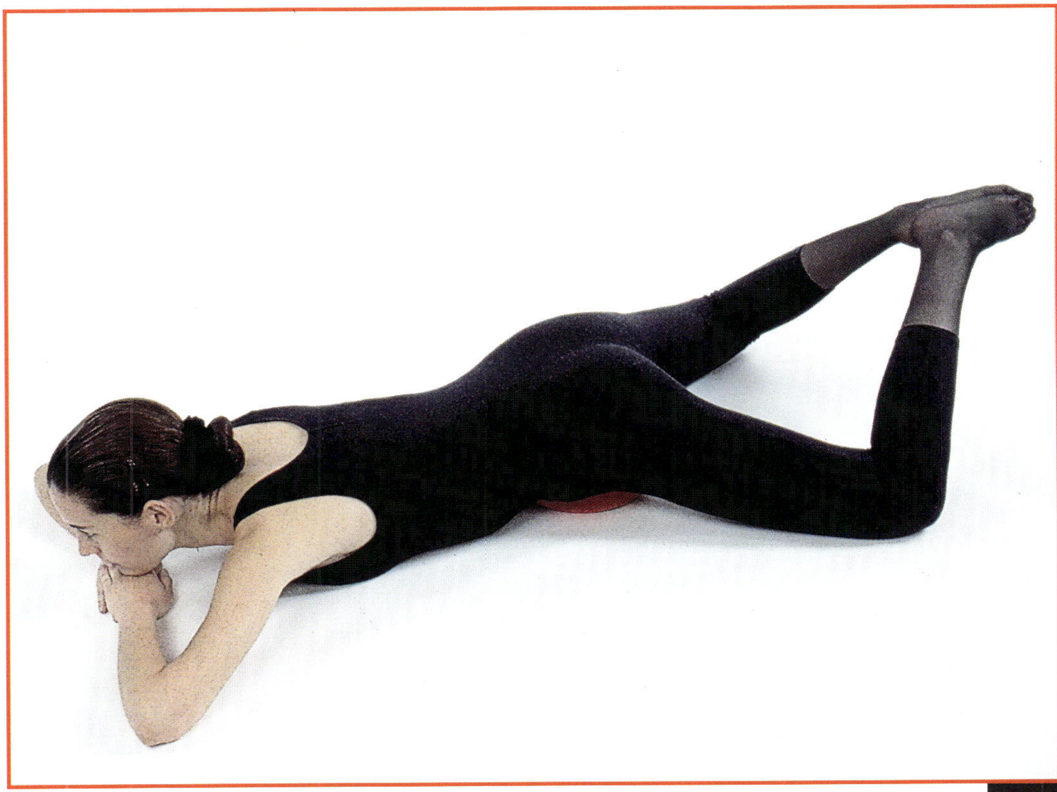

17

MOYEN

OBJECTIF

Travail des fessiers et des muscles du dos.

DURÉE

3 minutes 20

Maintenir la position 10 secondes ; répéter 20 fois.

CONSEILS

Placez un coussin sous votre ventre.

Restez bien aligné, pensez que vous êtes une « poutre en équilibre sur un socle ».

ATTENTION !

- ▲ Ne montez pas les jambes au-dessus de l'horizontale.
- ▲ Ne pliez pas les bras.
- ▲ Ne creusez pas le dos.

1

POSITION DE DÉPART

Allongez-vous à plat ventre sur un tabouret, les mains et les pieds posés sur le sol, les jambes tendues.

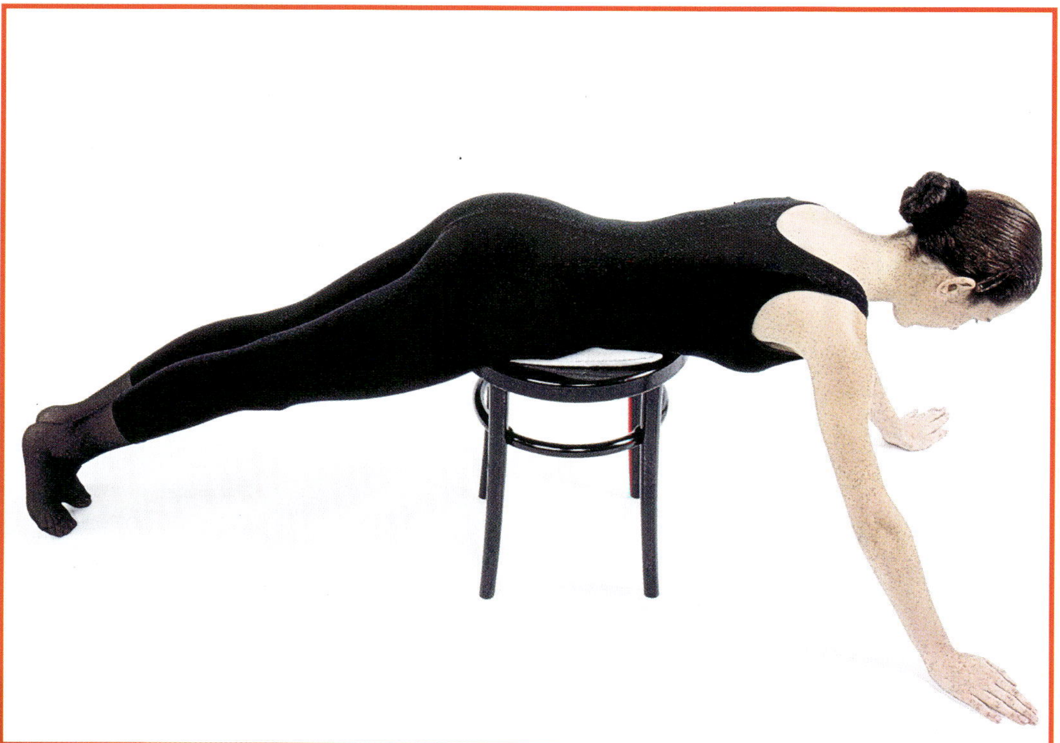

2

TRAVAIL

En soufflant, soulevez les deux jambes tendues puis écartez-les.

Gardez la position jambes écartées 10 secondes, serrez les jambes et reposez les pieds au sol.

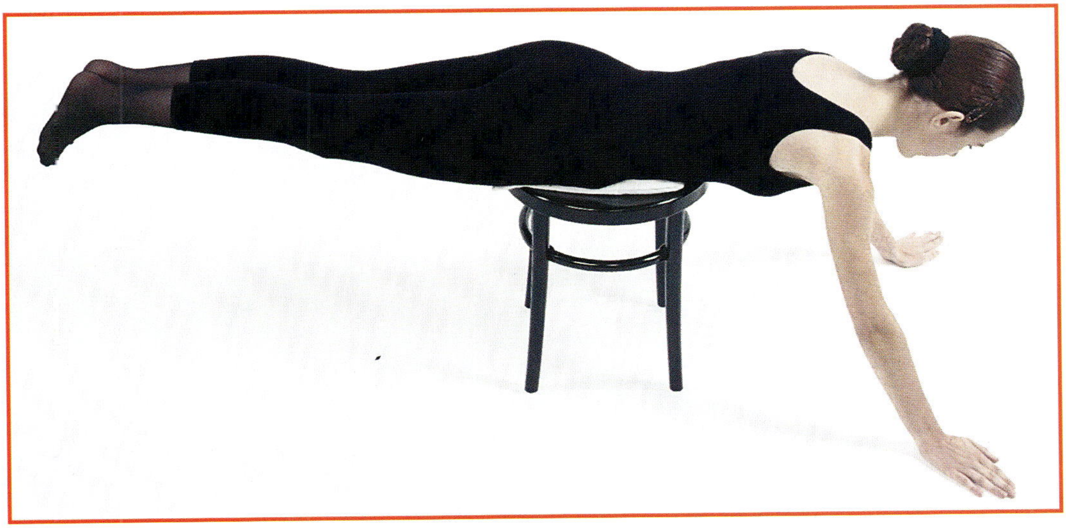

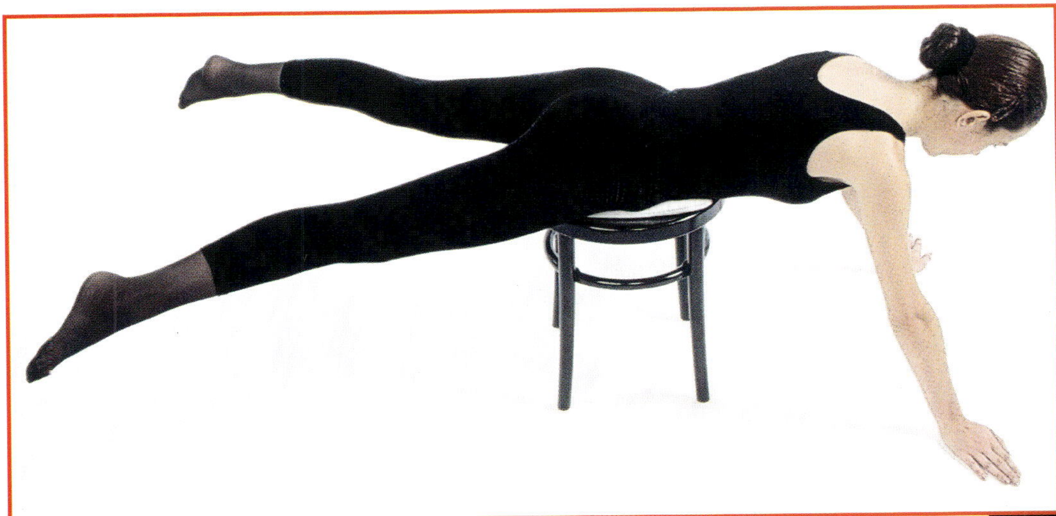

18

MOYEN

OBJECTIF

Travail des fessiers
et des cuisses.

DURÉE

3 minutes 20

Maintenir la position
20 secondes ; répéter 10 fois.

CONSEILS

Regardez loin devant vous.

Si l'exercice est trop difficile, placez les mains au niveau des genoux.

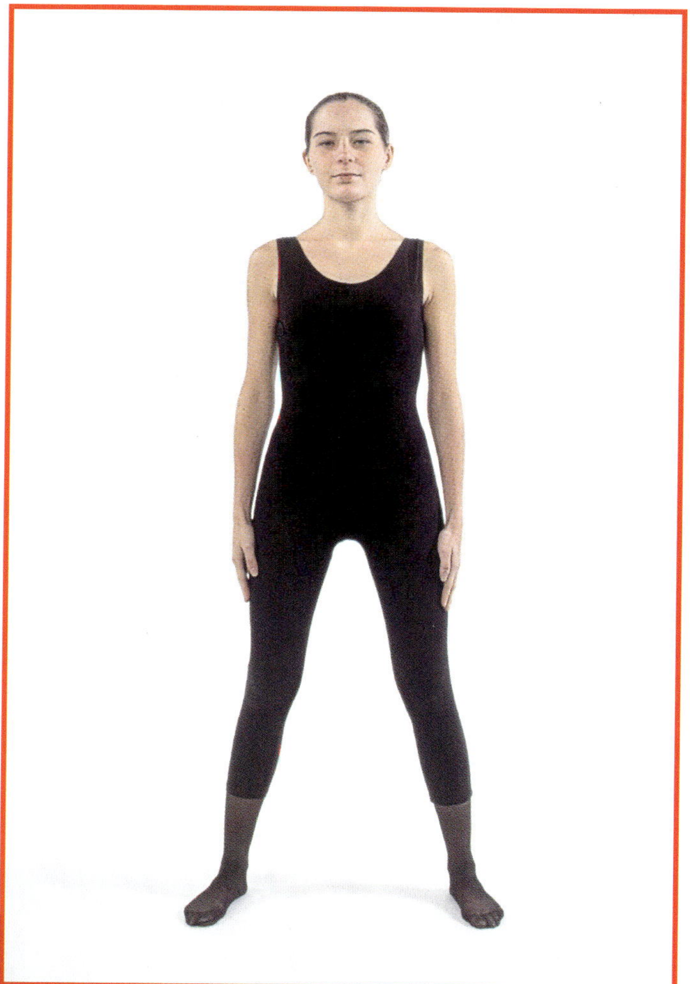

1

POSITION DE DÉPART

Tenez-vous debout, les jambes écartées.

ATTENTION !

▲ **Gardez le dos plat.**

2

TRAVAIL

En soufflant, attrapez l'intérieur de vos mollets avec les mains et gardez la position.

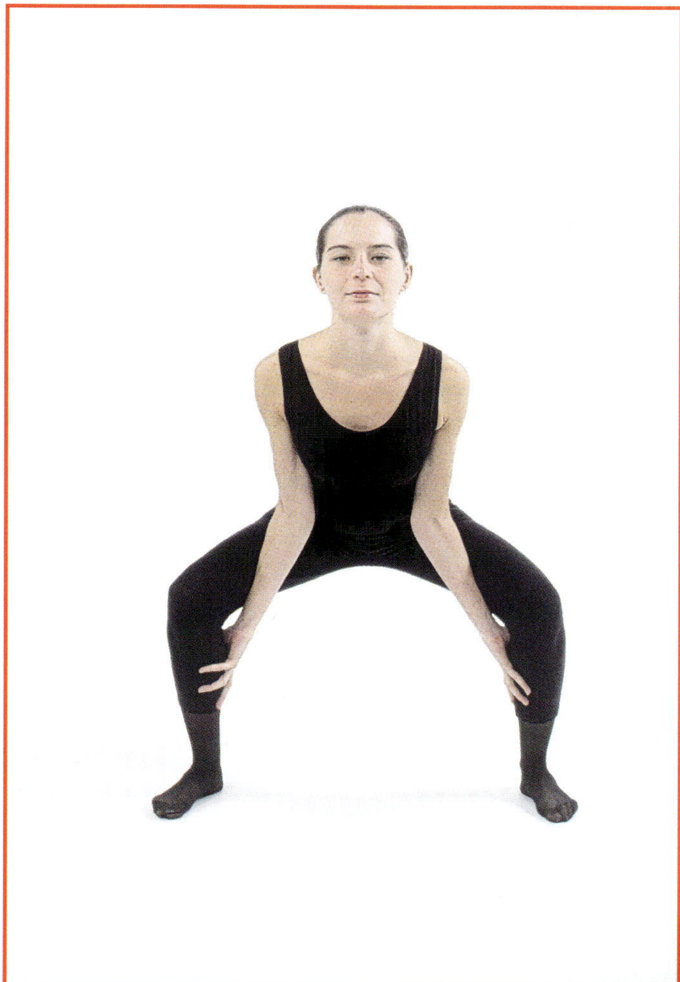

19

DIFFICILE

OBJECTIF

Travail des fessiers et des bras.

DURÉE

3 minutes 20

Maintenir la position
10 secondes ; répéter 20 fois.

CONSEIL

Ne poussez pas le tabouret en avant, vous risqueriez une chute sur les fesses.

1

POSITION DE DÉPART

Asseyez-vous sur le sol, les pieds posés sur un tabouret, les mains posées sur le sol en arrière des fesses.

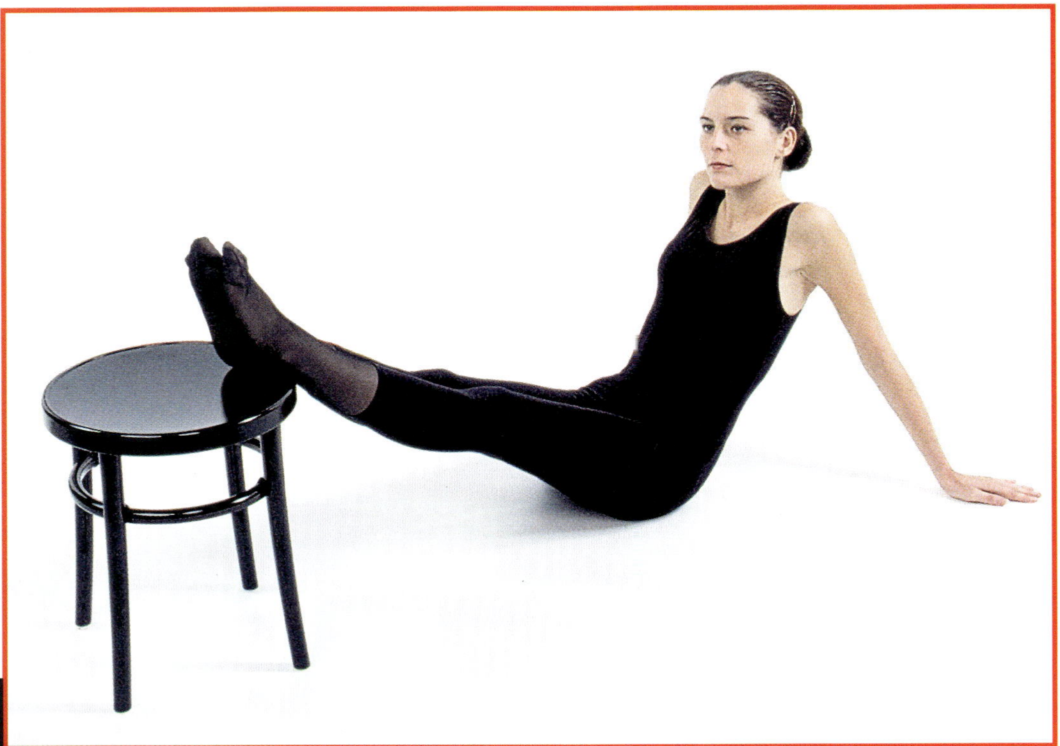

2

TRAVAIL

En soufflant, soulevez les fesses du sol en poussant sur les bras tendus.

Maintenez la position.

ATTENTION !

- ▲ **Ne cherchez pas à monter trop.**
- ▲ **Gardez bien les bras tendus pendant tout l'exercice.**
- ▲ **Ne faites pas le dos rond.**

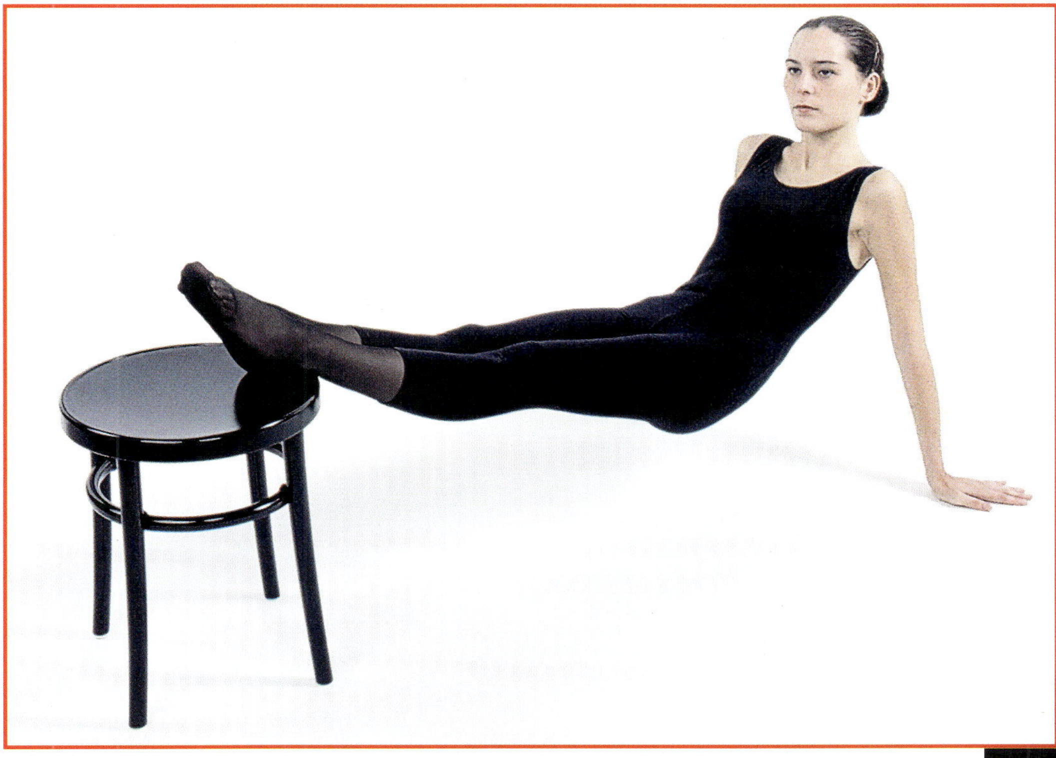

20

DIFFICILE

OBJECTIF

Travail de l'ensemble des fessiers et du bas du dos.

DURÉE

3 minutes

Répéter 20 fois le mouvement gauche-droite.

CONSEILS

Placez un coussin sous votre ventre.

Pensez que vous faites un mouvement « d'essuie-glace » avec les jambes.

Regardez le sol.

ATTENTION !

▲ Ne soulevez pas les jambes au-dessus de l'horizontale.

▲ Ne pliez pas les bras.

1

POSITION DE DÉPART

En position debout, soulevez les pointes des pieds.

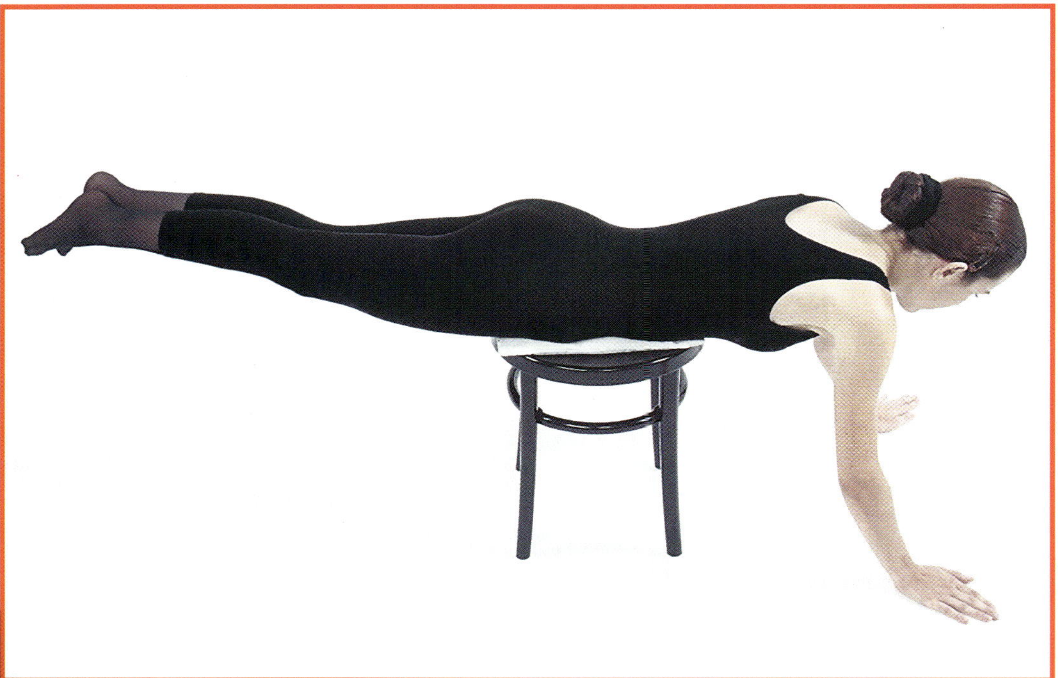

2

TRAVAIL

En soufflant, amenez successivement les deux jambes serrées à droite puis à gauche.

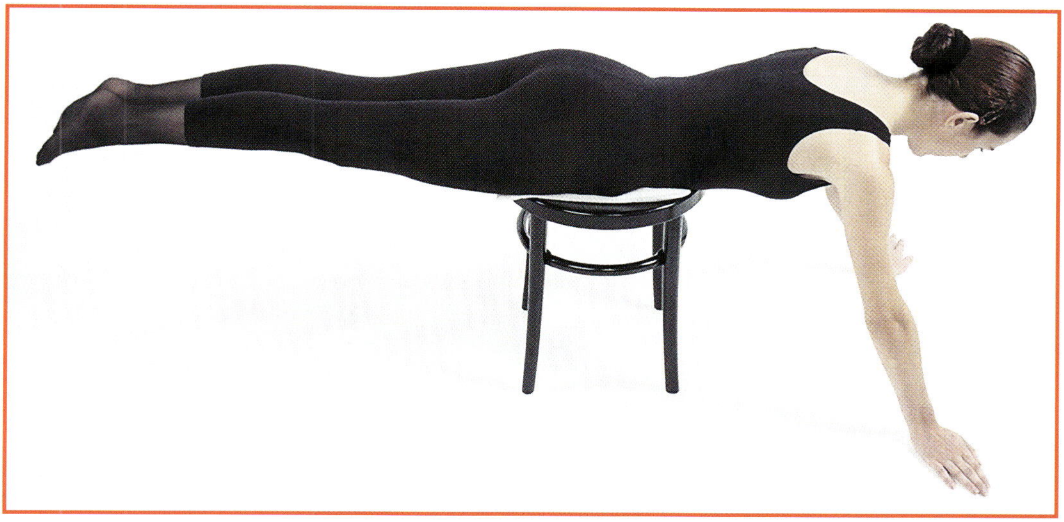

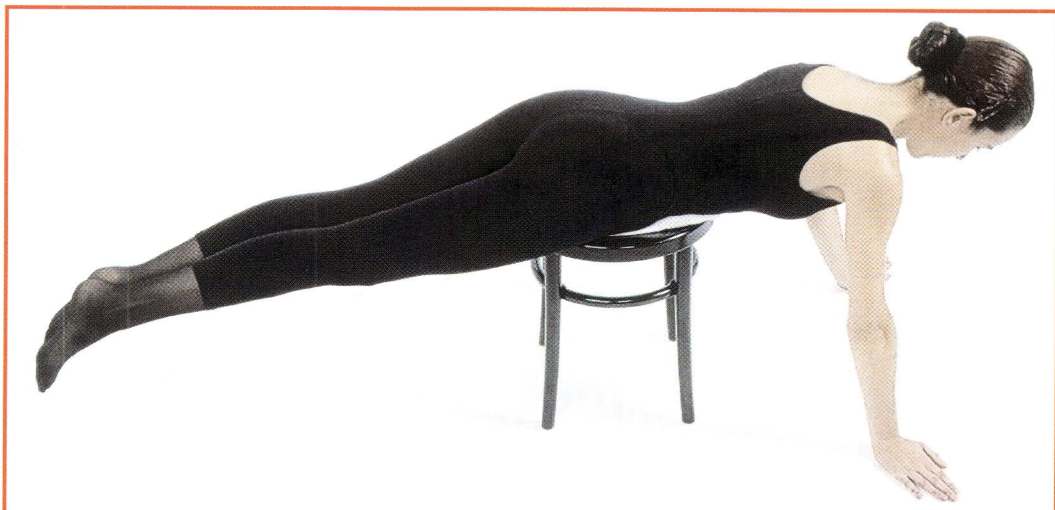

21

DIFFICILE

OBJECTIF

Travail des fessiers et des cuisses.

DURÉE

3 minutes

Répéter le mouvement 20 fois.

CONSEILS

Pensez que vous « nagez la brasse » avec les jambes.

Soyez ample et lent dans vos mouvements.

ATTENTION !

▲ **Ne creusez pas le dos.**

▲ **Ne pliez pas les jambes.**

1

POSITION DE DÉPART

Comme pour l'exercice précédent, allongez-vous à plat ventre sur un tabouret, les jambes tendues, les mains au sol.

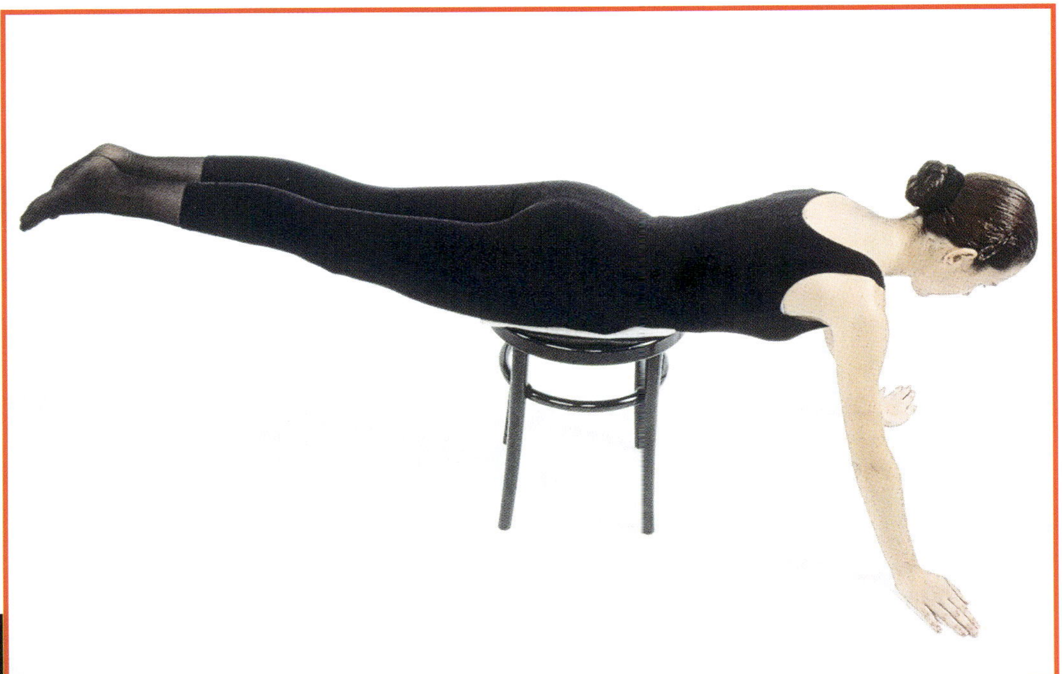

2

TRAVAIL

En soufflant, fléchissez les jambes en gardant les pieds serrés ; écartez les jambes tendues et revenez à la positon de départ : jambes tendues serrées.

Enchaînez les mouvements.

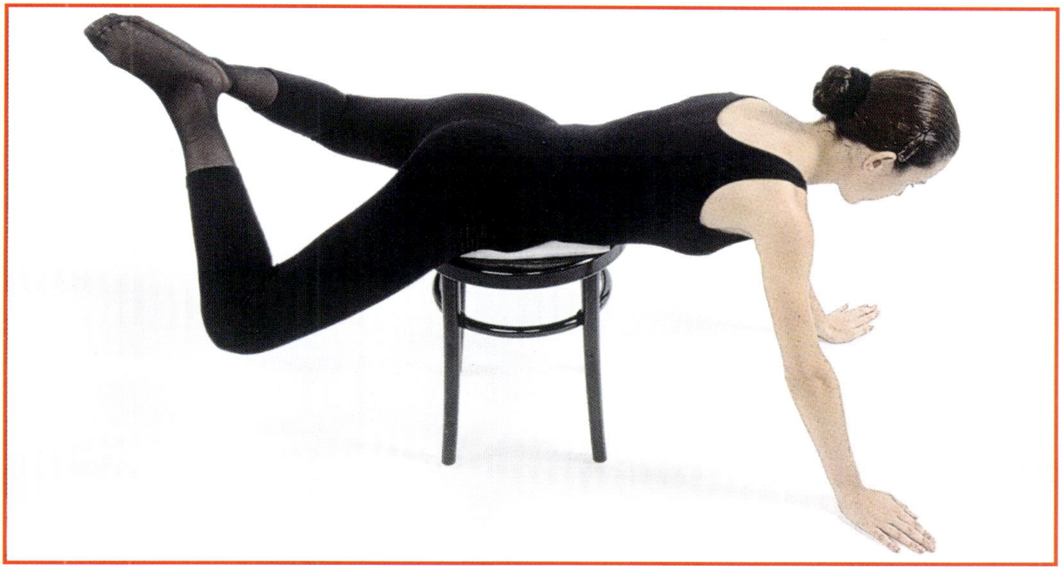

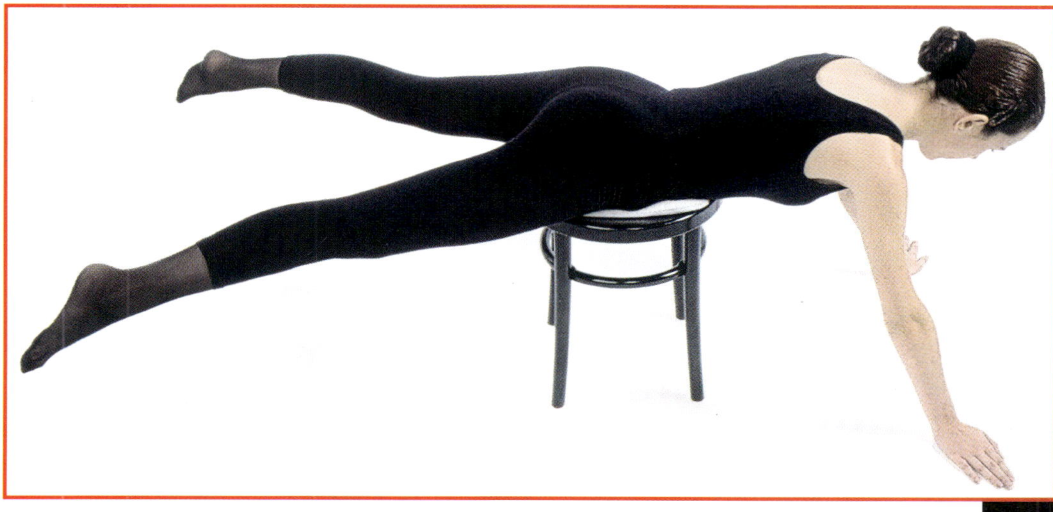

22

DIFFICILE

OBJECTIF

Travail des fessiers,
des abdominaux et des épaules.

DURÉE

3 minutes 20

Maintenir la position
20 secondes ; répéter 10 fois.

CONSEILS

Ne cherchez pas à soulever les fesses trop haut.

Si l'exercice est trop difficile, commencez sans poids.

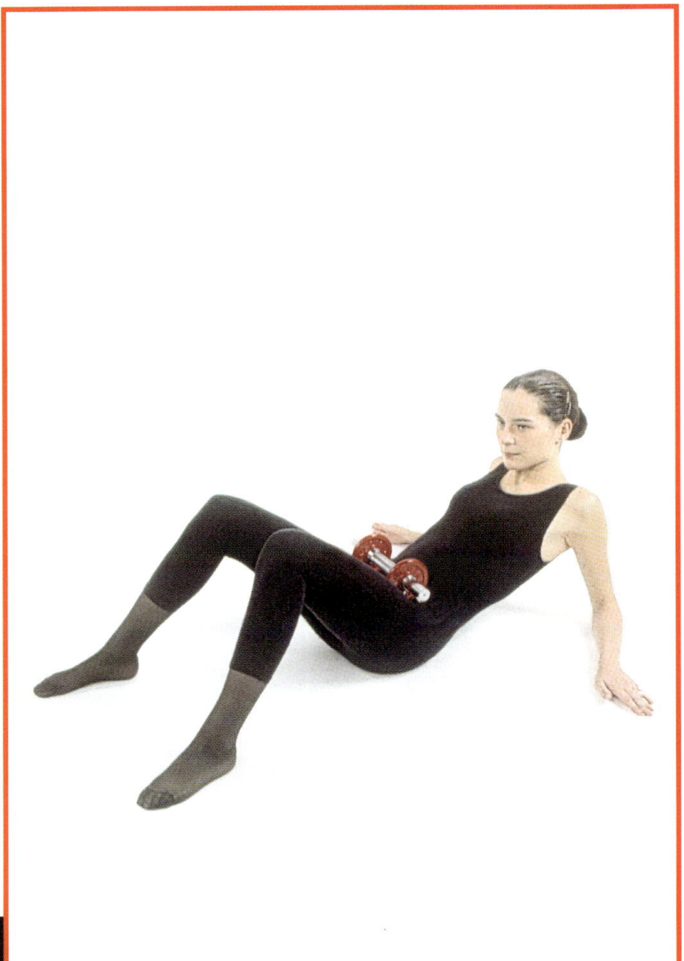

1

POSITION DE DÉPART

Asseyez-vous sur le sol en appui sur les coudes, les jambes fléchies.

Placez un poids sur votre ventre.

ATTENTION !

▲ Les bras sont toujours fléchis.

▲ Ne partez pas en avant ou en arrière.

▲ Ne faites pas le dos rond.

2

TRAVAIL

Tout en soufflant, soulevez les fesses et maintenez bien la position.

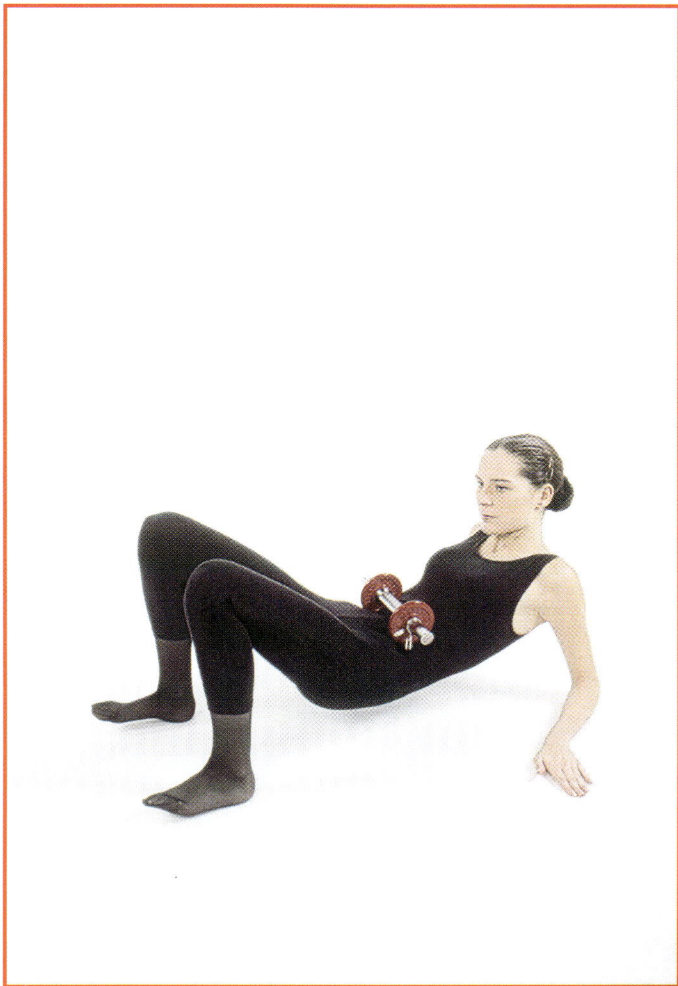

23

DIFFICILE

OBJECTIF

Travail des fessiers et des bras.

DURÉE

3 minutes 20

Maintenir la position
20 secondes ; répéter 10 fois.

CONSEIL

Ne cherchez pas à soulever les fesses trop haut.

Si l'exercice est trop difficile, commencez sans poids.

Écartez les jambes pour être stable.

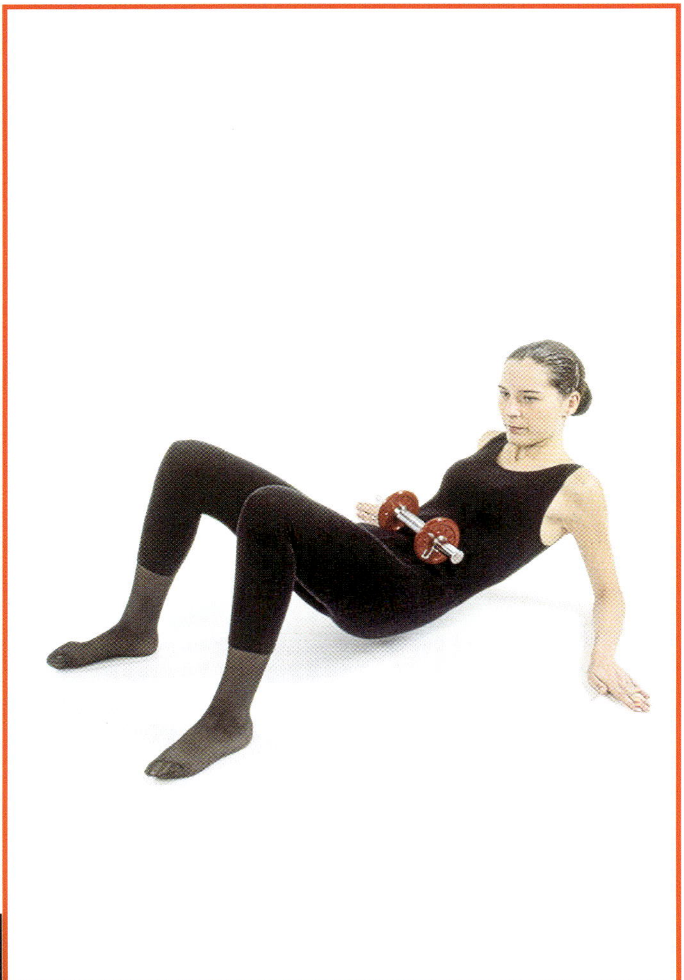

1

POSITION DE DÉPART

Asseyez-vous sur le sol en appui sur les coudes, les jambes fléchies.

Placez un poids sur votre ventre.

ATTENTION !

- ▲ **Ne partez pas en avant ou en arrière.**
- ▲ **Ne faites pas le dos rond.**

2

TRAVAIL

En soufflant, soulevez les fesses et tendez les bras.

Maintenez la position.

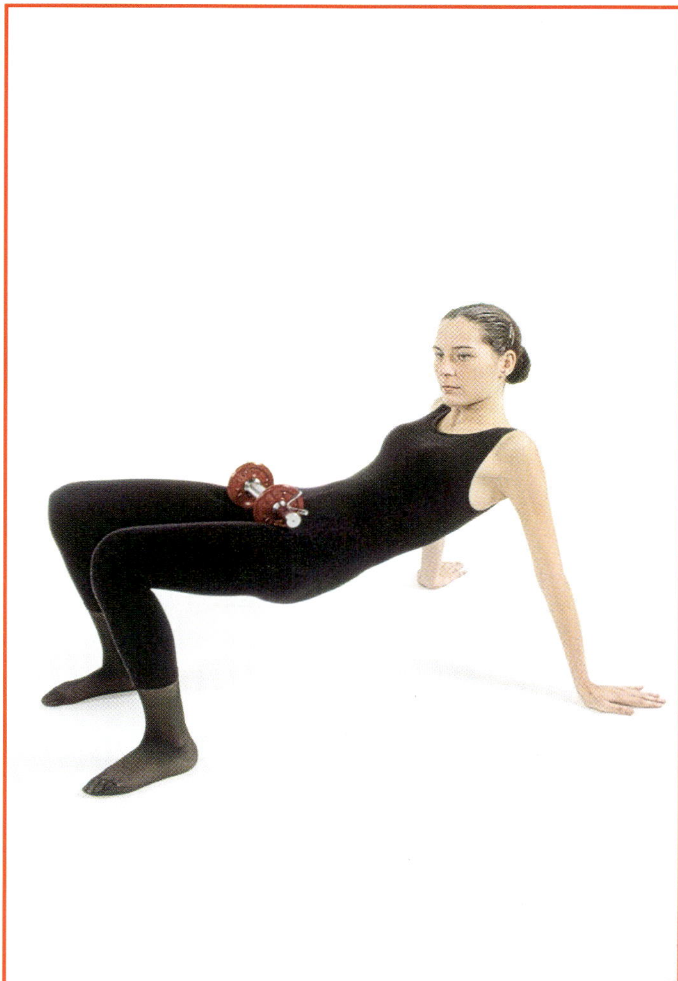

24

DIFFICILE

OBJECTIF

Travail de la partie latérale des fesses.

DURÉE

3 minutes 20

Maintenir la position 20 secondes ; répéter 10 fois.

CONSEILS

Placez un coussin sous votre hanche.

Alignez bien votre corps de la tête aux pieds.

1

POSITION DE DÉPART

Allongez-vous sur le côté sur un tabouret, les deux jambes tendues et serrées. Posez une main sur le sol et l'autre sur le tabouret.

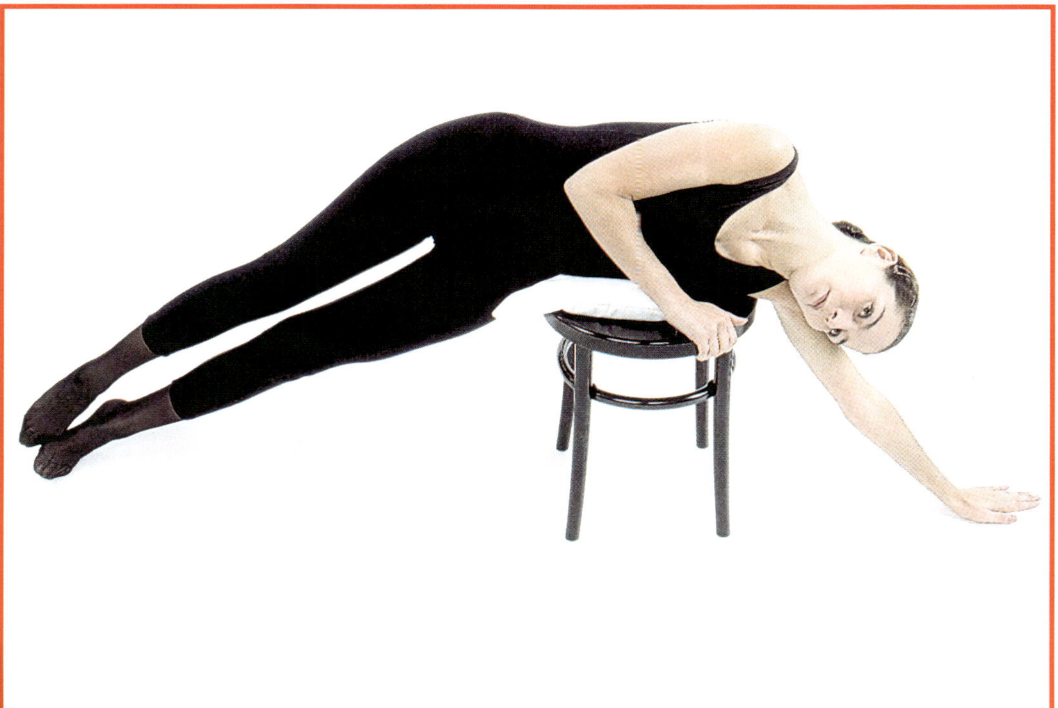

2

TRAVAIL

En soufflant, soulevez les deux jambes tendues jusqu'à l'horizontale.

ATTENTION !

- ▲ **Ne creusez pas le bas du dos.**
- ▲ **Ne basculez pas le bassin en avant ou en arrière.**

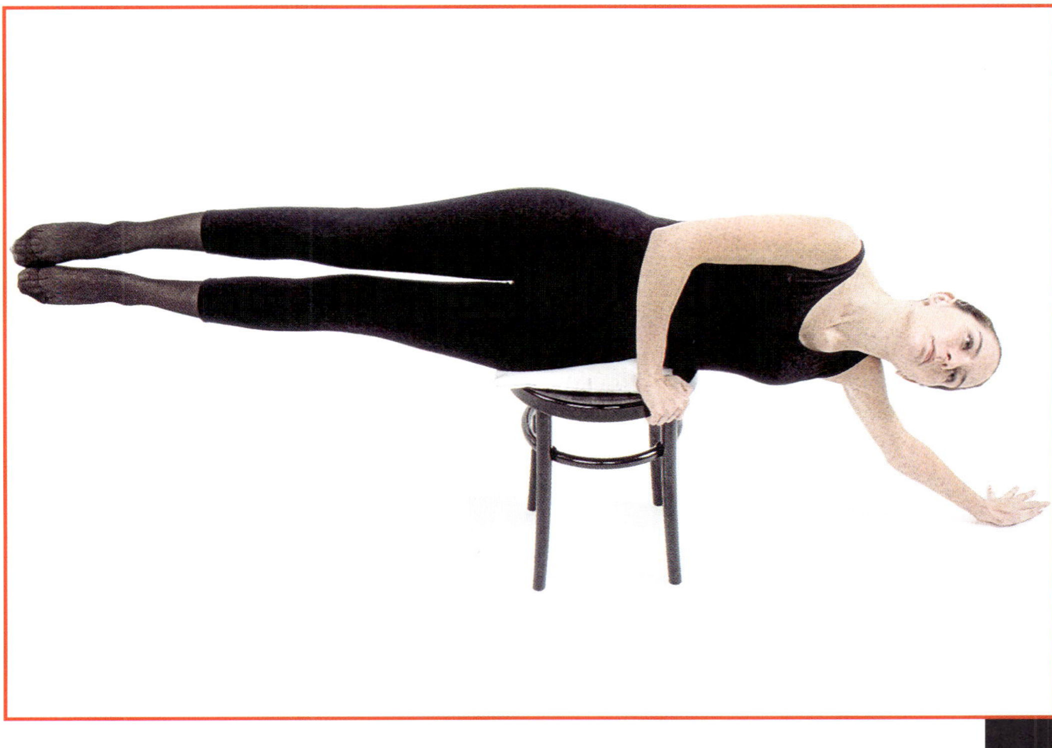

LE HAUT DU CORPS

LES ABDOMINAUX

Ils se situent en avant des viscères, entre le bassin et la cage thoracique. Ils jouent un rôle important dans le maintien du ventre en avant et latéralement ; ils permettent les mouvements du tronc vers l'avant, interviennent dans la respiration et en particulier dans la toux. Ils participent, avec les muscles du dos, au maintien de la colonne vertébrale au niveau des lombaires.

Les abdominaux sont composés essentiellement de trois groupes musculaires :

• les grands droits, tendus en avant, des côtes au bassin ; ils forment les fameux « carrés de chocolat », surtout chez les hommes ;

• les obliques, qui sont tendus de la partie latérale des côtes à la partie antérieure du bassin ; leurs contractions permettent d'affiner la taille ;

• le transverse de l'abdomen, qui encercle l'abdomen, permet de rentrer le ventre.

Lorsqu'ils sont distendus, ces muscles ne retiennent plus le ventre qui à tendance à partir en avant. De plus, le ventre est une localisation graisseuse importante chez l'homme et la femme.

Il faut travailler les abdominaux dans les trois plans de l'espace, c'est-à-dire en rotation, en inclinaison latérale et d'avant en arrière.

Les sports conseillés sont le tennis, le volley-ball, la natation, l'aviron.

25

FACILE

OBJECTIF

Travail des abdominaux obliques.

DURÉE

3 minutes

Répéter 20 fois le mouvement de chaque côté.

CONSEILS

Regardez vers le haut.

Exécutez l'exercice sur un sol glissant (parquet, carrelage).

ATTENTION !

▲ **Ne soulevez pas les épaules du sol.**

▲ **Ne bougez pas les jambes.**

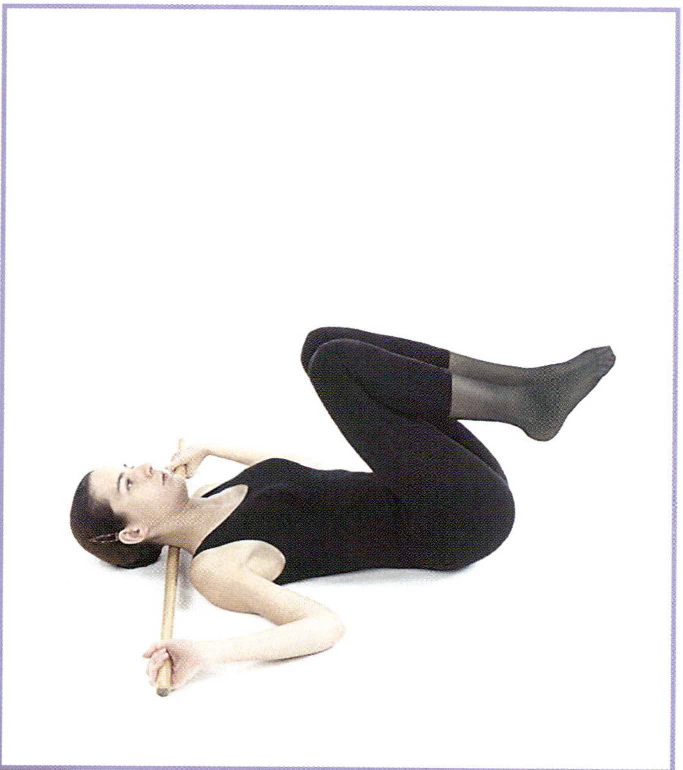

1

POSITION DE DÉPART

Allongez-vous sur le dos, un bâton derrière la nuque, les jambes fléchies sur le ventre.

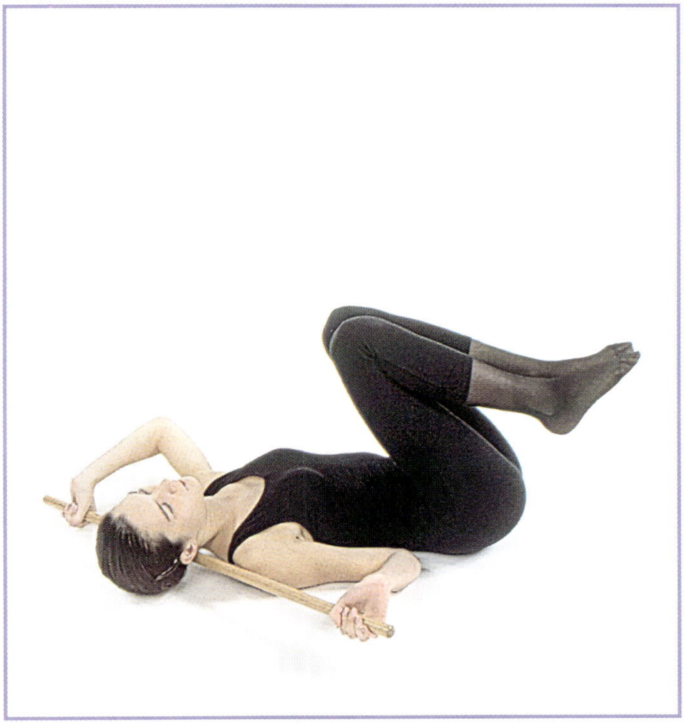

2

TRAVAIL

En soufflant, faites glisser votre coude sur le sol en direction de la hanche.

Effectuez le mouvement de chaque côté.

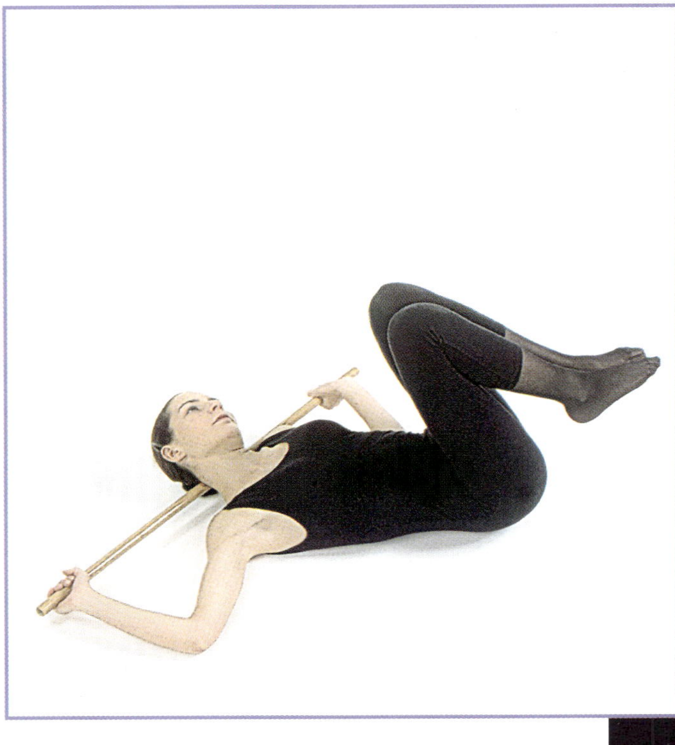

26

FACILE

OBJECTIF

Travail des abdominaux obliques.

DURÉE

3 minutes

Répéter le mouvement 20 fois de chaque côté.

CONSEILS

Cet exercice donne plus d'amplitude au mouvement que le n° 25. S'il vous fait mal au dos, n'insistez pas.

Faites le mouvement lentement.

Exécutez cet exercice sur un sol glissant (parquet, carrelage).

ATTENTION !

- ▲ **Ne soulevez pas les épaules du sol.**
- ▲ **Ne bougez pas les jambes.**
- ▲ **Ne soulevez pas la tête.**

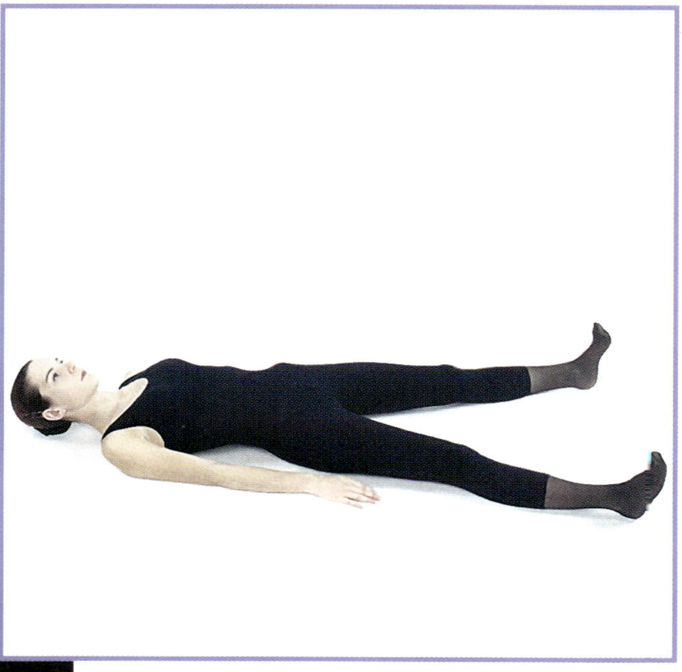

1

POSITION DE DÉPART

Allongez-vous sur le dos, jambes écartées, bras le long du corps.

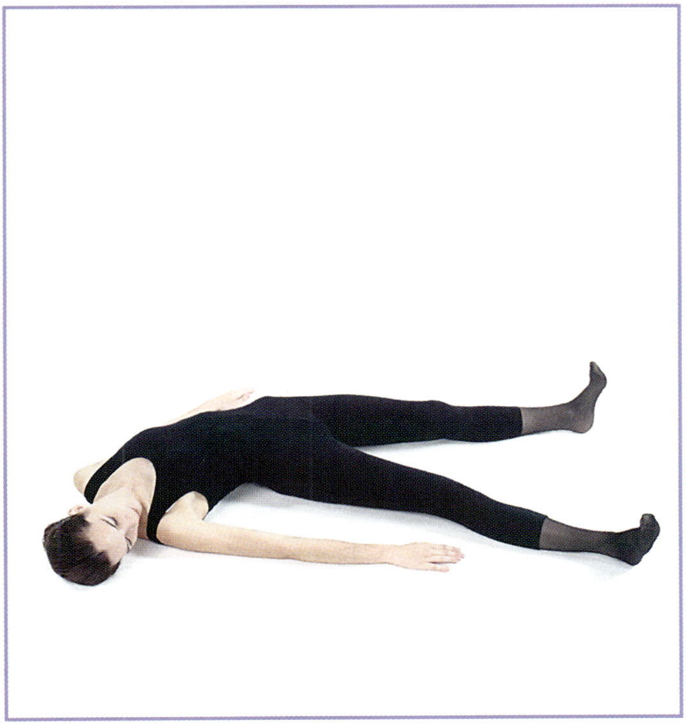

2

TRAVAIL

En soufflant, faites glisser votre main en direction du pied.

Effectuez ce mouvement de chaque côté.

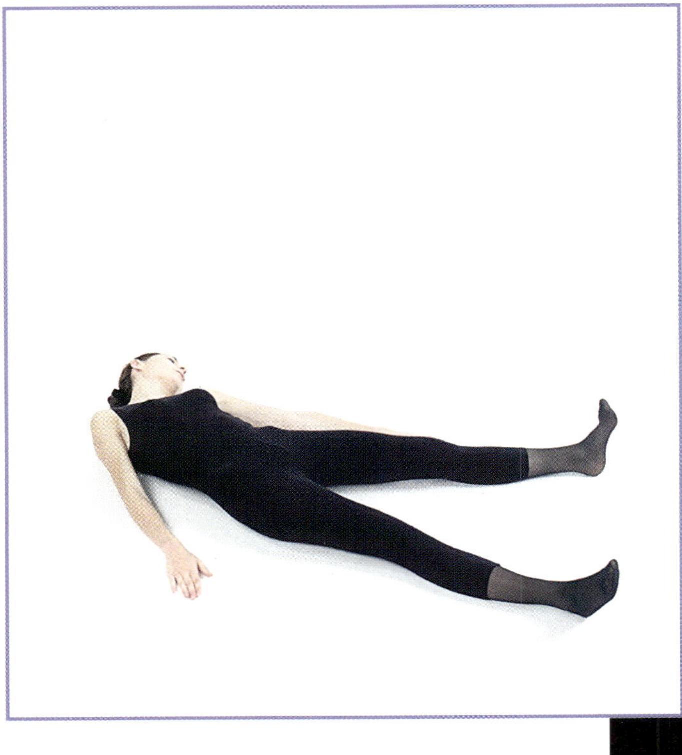

27

FACILE

OBJECTIF

Travail des abdominaux obliques.

DURÉE

3 minutes

Répéter le mouvement 20 fois de chaque côté.

CONSEILS

Vous pouvez diriger vos pieds vers votre main.

Exécutez l'exercice sur un sol glissant (parquet, carrelage).

ATTENTION !

▲ **Ne tenez pas votre pied.**

▲ **Ne soulevez pas les épaules du sol.**

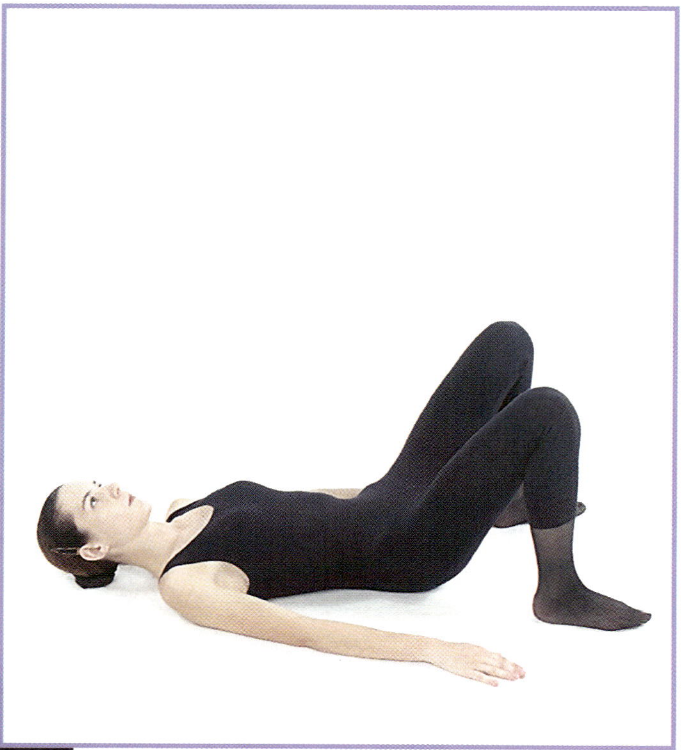

1

POSITION DE DÉPART

Allongez-vous sur le dos, les jambes fléchies, pieds au sol, les bras le long du corps.

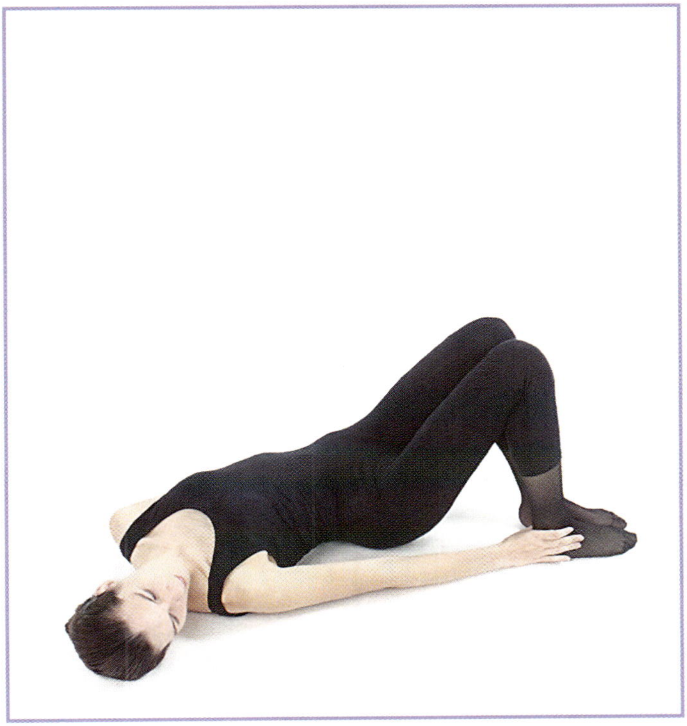

2

TRAVAIL

En soufflant, inclinez-vous sur le côté pour toucher avec votre main vos deux pieds serrés.

Effectuez le mouvement de chaque côté.

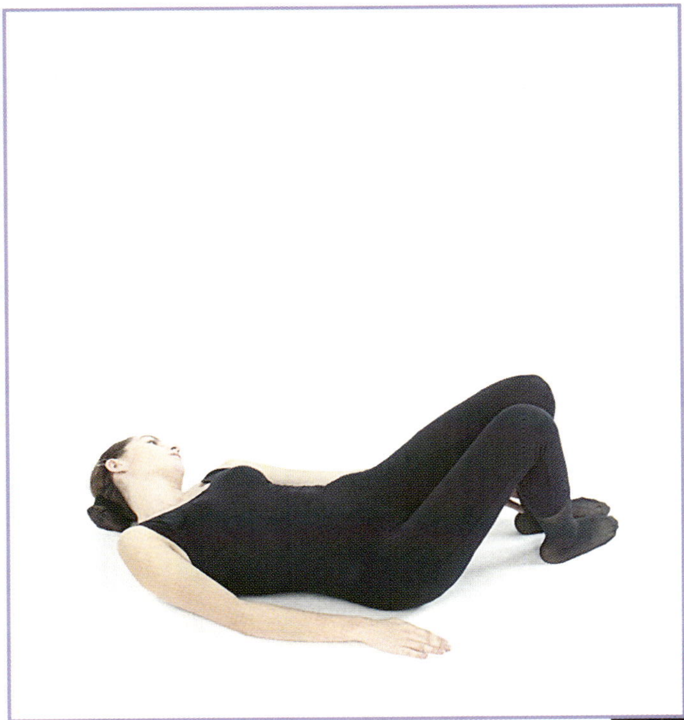

OBJECTIF

Travail des abdominaux obliques.

DURÉE

3 minutes 20

Maintenir la position 10 secondes ; répéter 10 fois de chaque côté.

CONSEIL

Regardez sur les côtés.

ATTENTION !

- ▲ **Montez progressivement le buste sans à-coups.**
- ▲ **Ne lâchez pas le bâton.**

1

POSITION DE DÉPART

Allongez-vous sur le dos, un bâton derrière la nuque, les jambes fléchies sur le ventre.

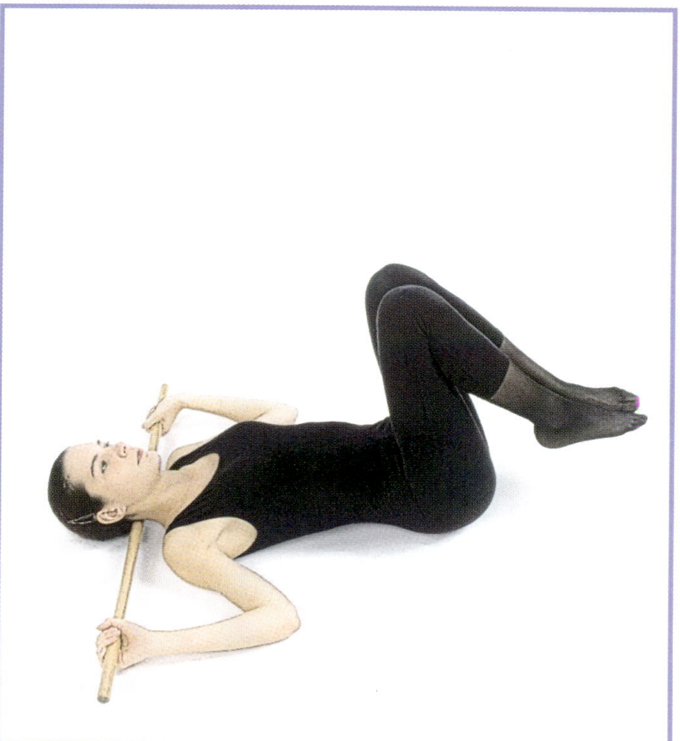

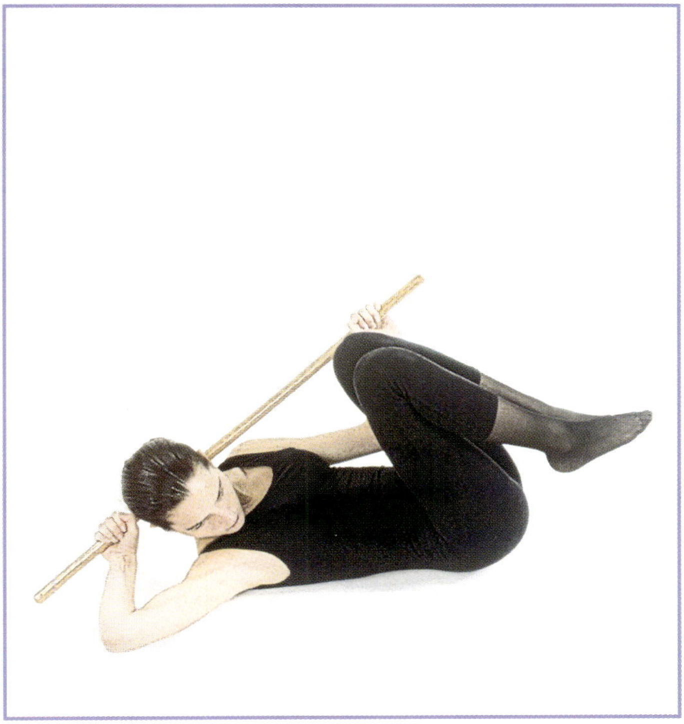

2

TRAVAIL

En soufflant, amenez le bâton au contact des genoux d'un côté.

Maintenez la position et changez de côté.

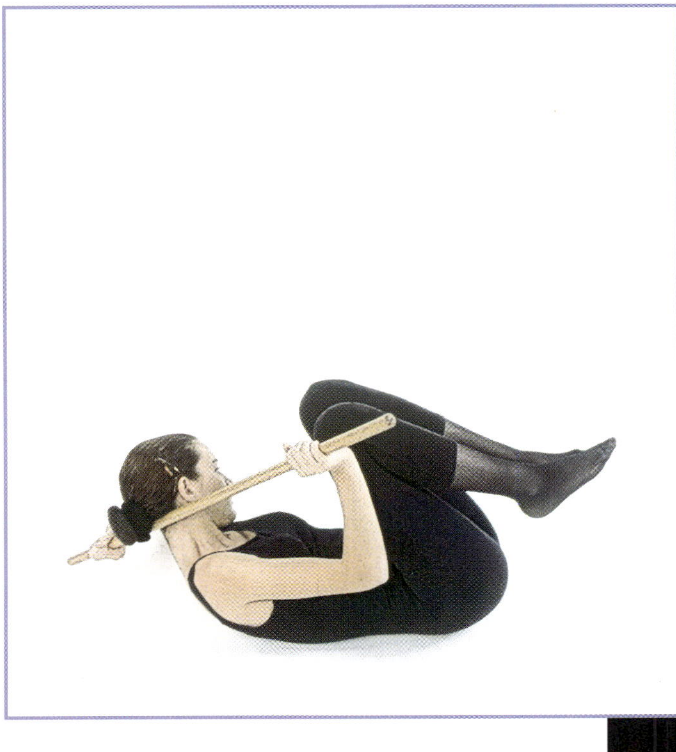

29

MOYEN

OBJECTIF

Travail des abdominaux
(grands droits).

DURÉE

3 minutes 20

Maintenir la position
10 secondes ; répéter 10 fois
pour chaque jambe.

CONSEIL

Vous pouvez faire cet exercice
au travail ou dans votre voiture,
à l'arrêt !

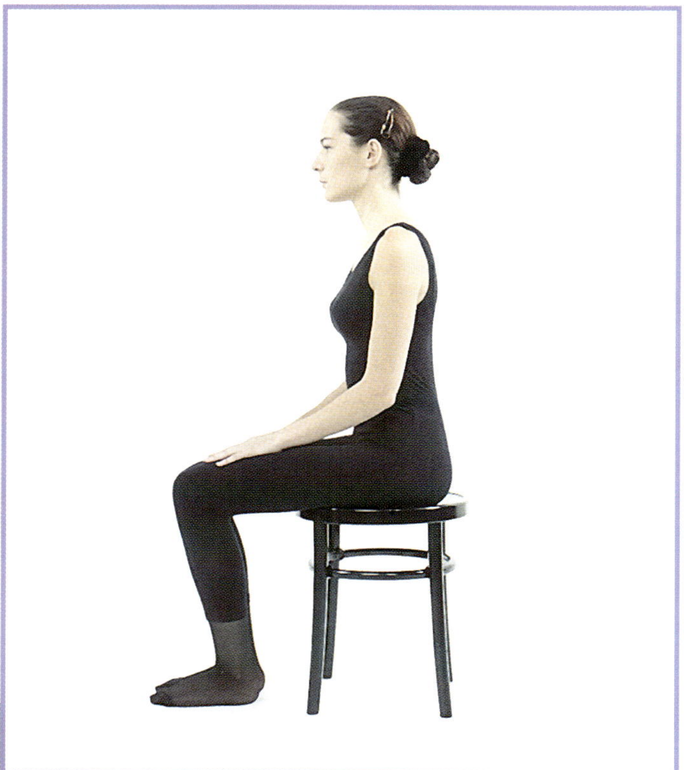

1

POSITION DE DÉPART

Asseyez-vous sur un tabouret, les mains sur les genoux.

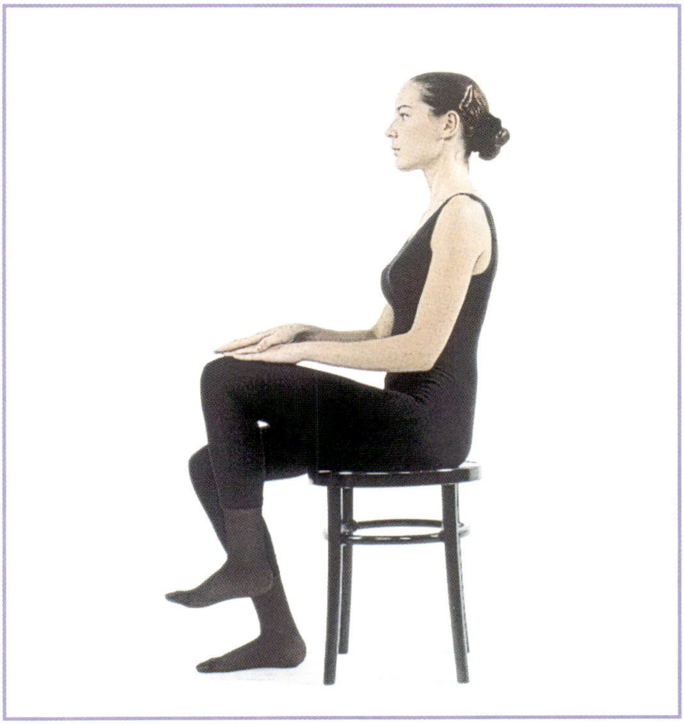

ATTENTION !

▲ Ne vous penchez pas en arrière.

▲ Regardez bien devant vous.

2

TRAVAIL

En soufflant, soulevez un genou et opposez une résistance en le poussant vers le bas avec les mains.

Maintenez la contraction et changez de côté.

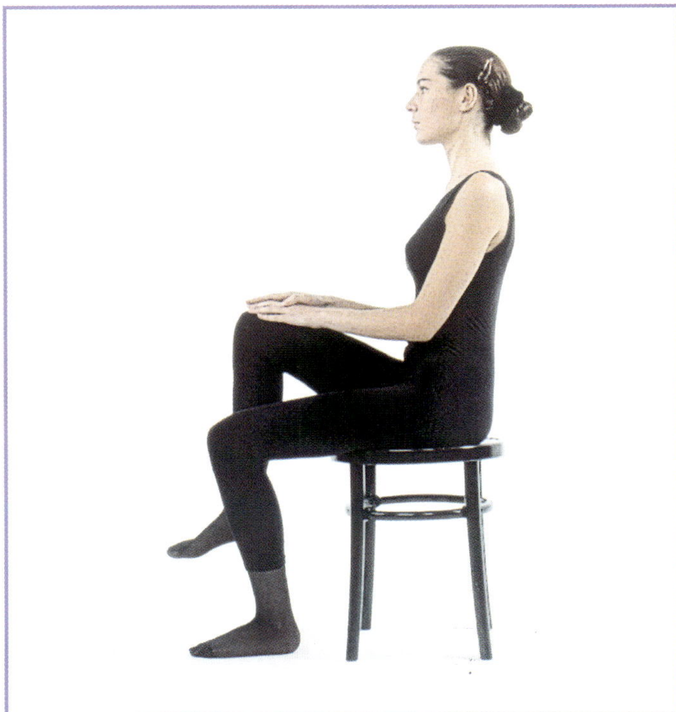

30

MOYEN

OBJECTIF

Travail des abdominaux
(grands droits).

DURÉE

3 minutes 20

Maintenir la position
20 secondes ; répéter 10 fois.

CONSEIL

Vous pouvez faire cet exercice
au travail ou dans votre voiture,
à l'arrêt !

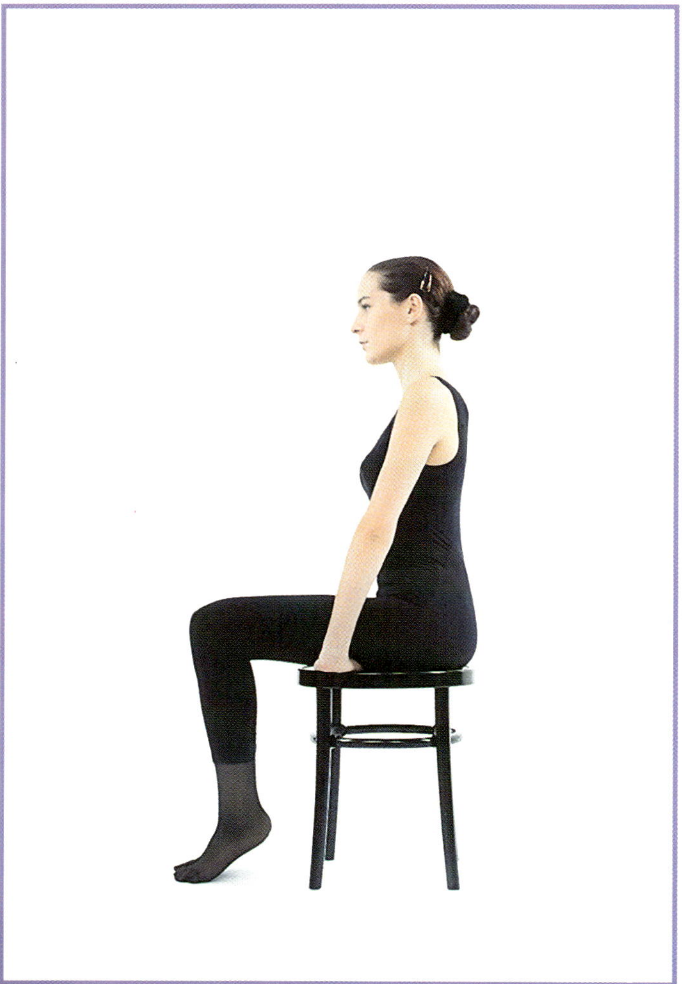

1

POSITION DE DÉPART

Asseyez-vous sur un tabouret,
les mains sous les genoux.

ATTENTION !

▲ Ne vous penchez pas en arrière.

▲ Regardez bien devant vous.

▲ Ne creusez pas le bas du dos.

2

TRAVAIL

En soufflant, poussez sur les mains et soulevez les deux genoux en même temps.

Maintenez la position.

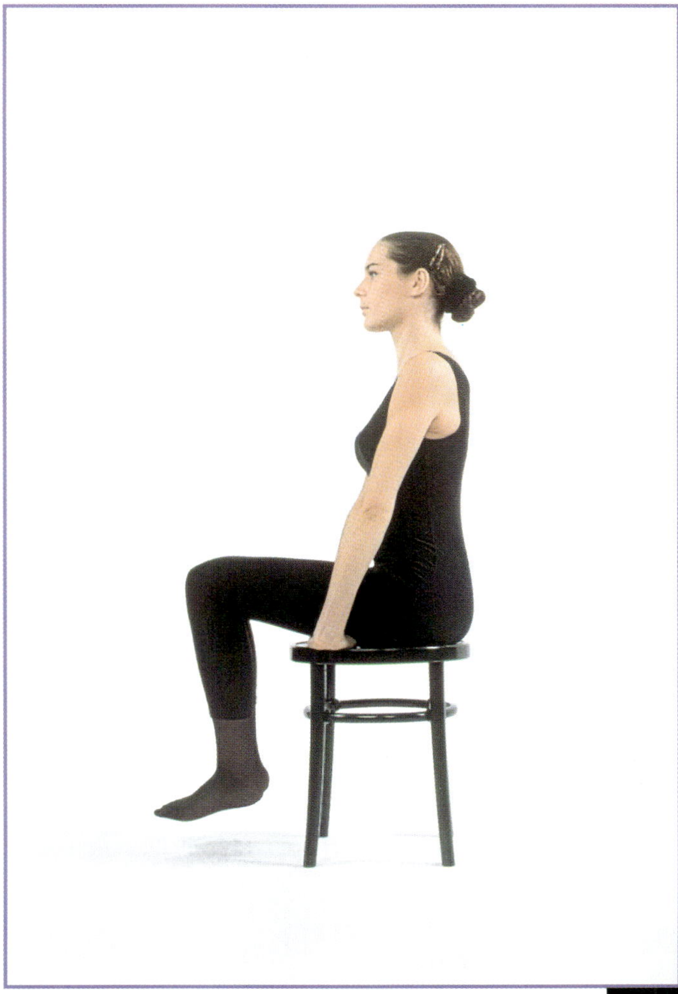

OBJECTIF

Travail des abdominaux (grands droits).

DURÉE

3 minutes 20

Maintenir la position 20 secondes ; répéter 10 fois.

CONSEILS

Ne vous asseyez pas au bord du tabouret, il pourrait se renverser.

Cet « équilibre fessier » est une bonne préparation à l'équitation.

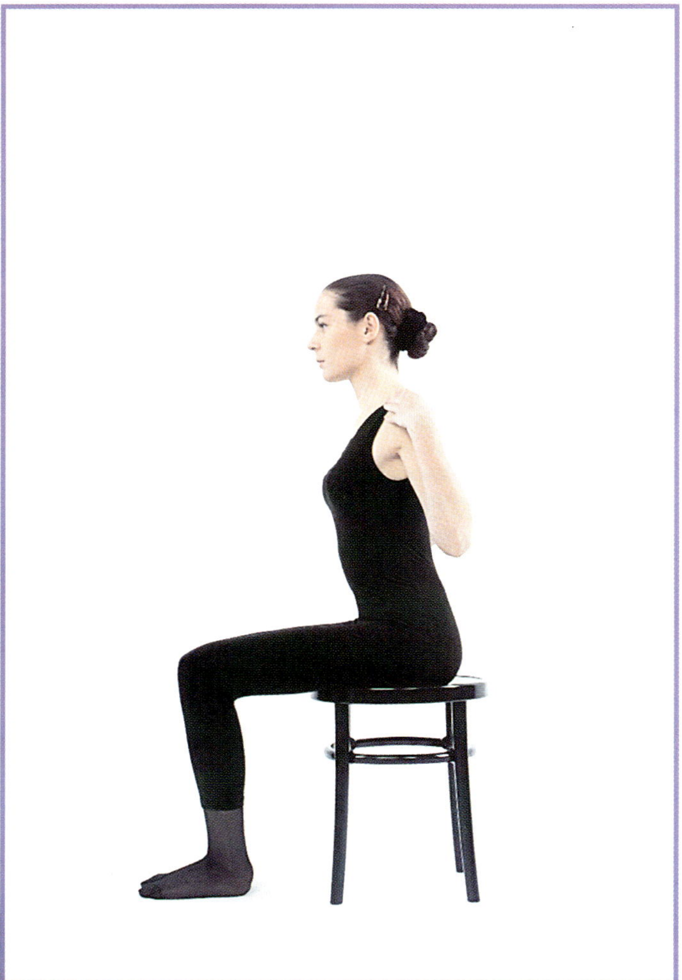

1

POSITION DE DÉPART

Asseyez-vous sur un tabouret, les mains aux épaules.

ATTENTION !

- ▲ **Ne creusez pas le bas du dos.**
- ▲ **Ne partez pas trop en arrière.**
- ▲ **Ne faites pas le dos rond.**

2

TRAVAIL

En soufflant, penchez-vous en arrière et soulevez les pieds.

Maintenez la position.

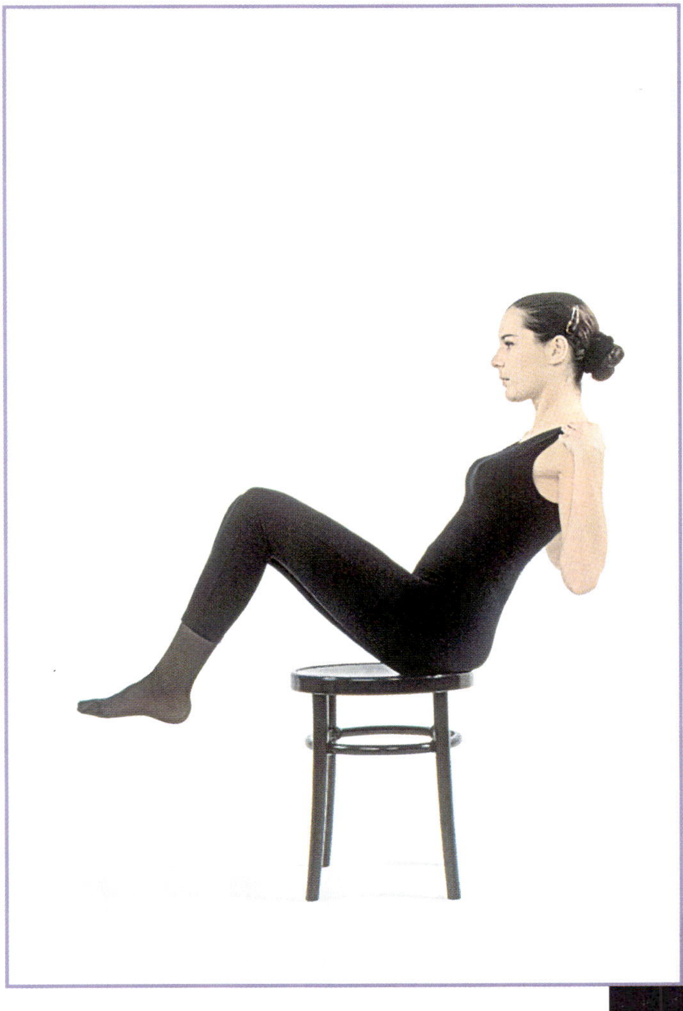

32

DIFFICILE

OBJECTIF

Travail des abdominaux.

DURÉE

3 minutes 20

Maintenir la position
10 secondes ; répéter dix fois
pour chaque jambe.

CONSEILS

Si vous ne pouvez pas garder
les jambes bien tendues,
ce n'est pas grave.

Regardez votre pied.

ATTENTION !

▲ **Montez les mains lentement sans à-coups.**

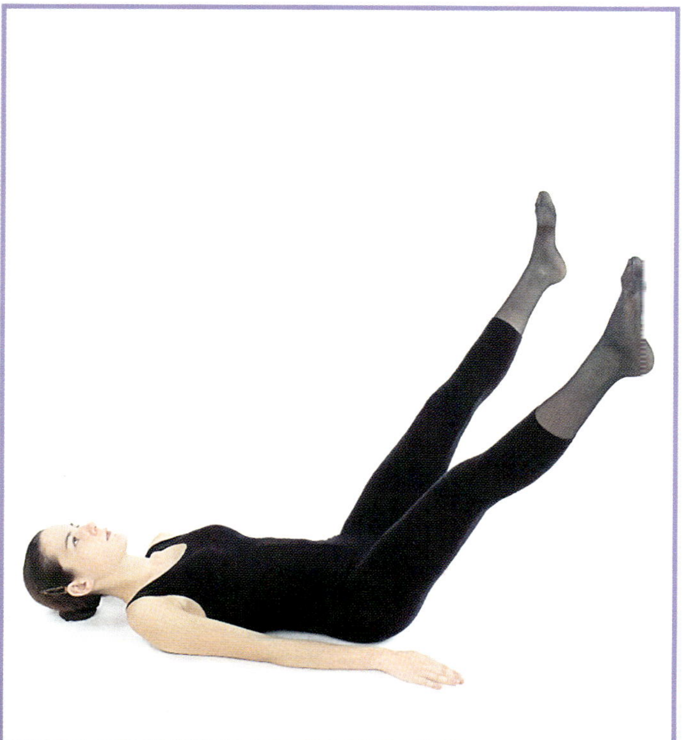

1

POSITION DE DÉPART

Allongez-vous sur le dos, les deux jambes tendues écartées en l'air, les bras le long du corps.

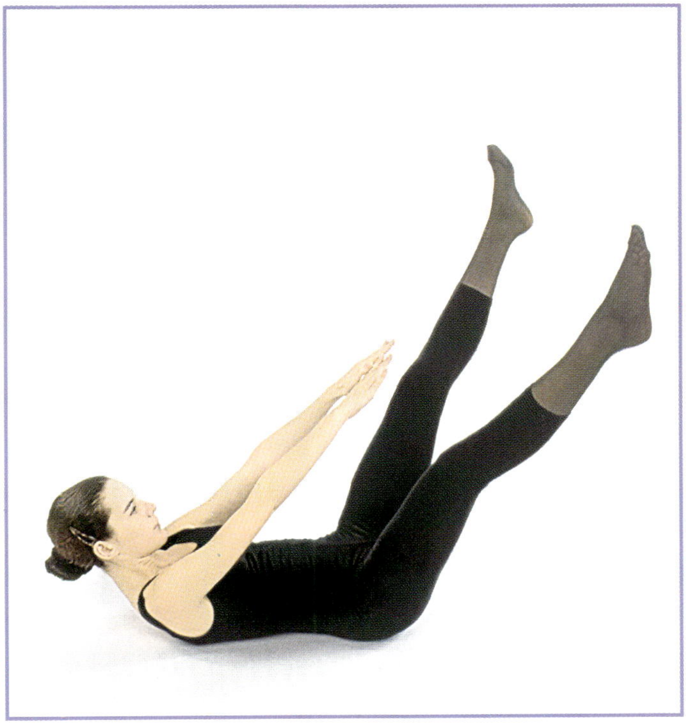

2

TRAVAIL

En soufflant, tendez bien les ceux mains en direction d'un seul pied et soulevez le buste.

Maintenez la position 10 secondes, répétez 10 fois pour chaque jambe.

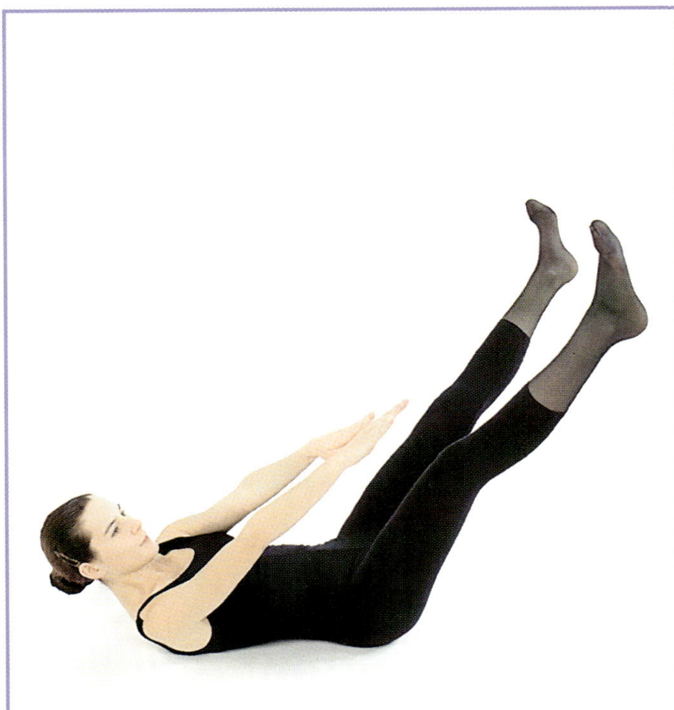

OBJECTIF

Travail des abdominaux.

DURÉE

3 minutes

Effectuer le mouvement 1 minute ; répéter 3 fois.

CONSEIL

Vous devez effectuer un mouvement de « métronome » avec les jambes et les bras.

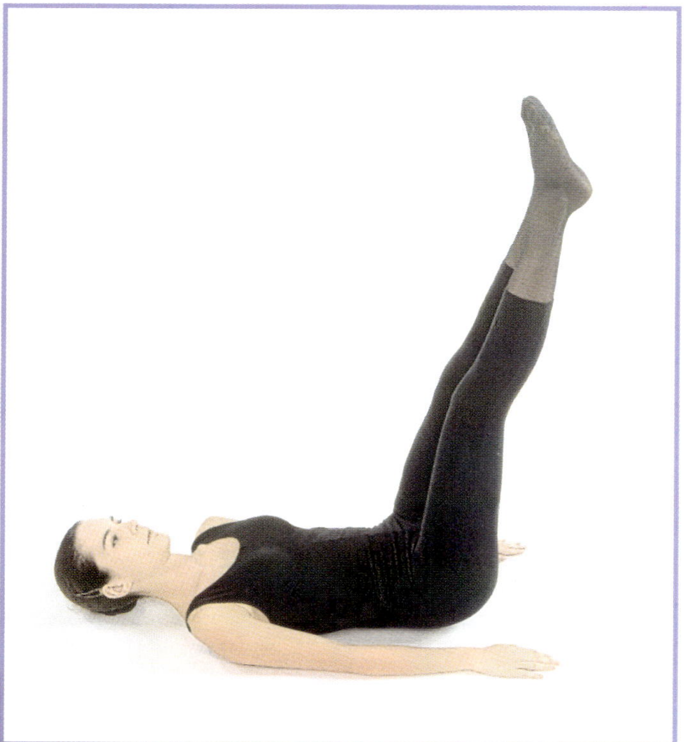

1

POSITION DE DÉPART

Allongez-vous sur le dos, les deux jambes tendues serrées en l'air, les bras le long du corps.

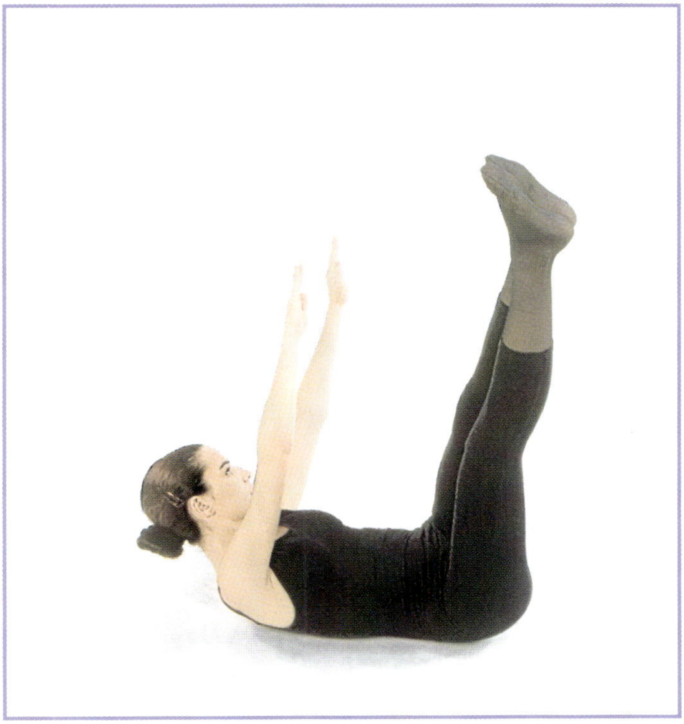

ATTENTION !

▲ **La position est instable ; essayez de bien coordonner le balancement des jambes d'un côté et des bras de l'autre.**

2

TRAVAIL

En soufflant, tendez les deux bras en l'air, soulevez le buste, et amenez les deux bras d'un côté et les deux jambes de l'autre.

Alternez lentement la position des jambes et des bras.

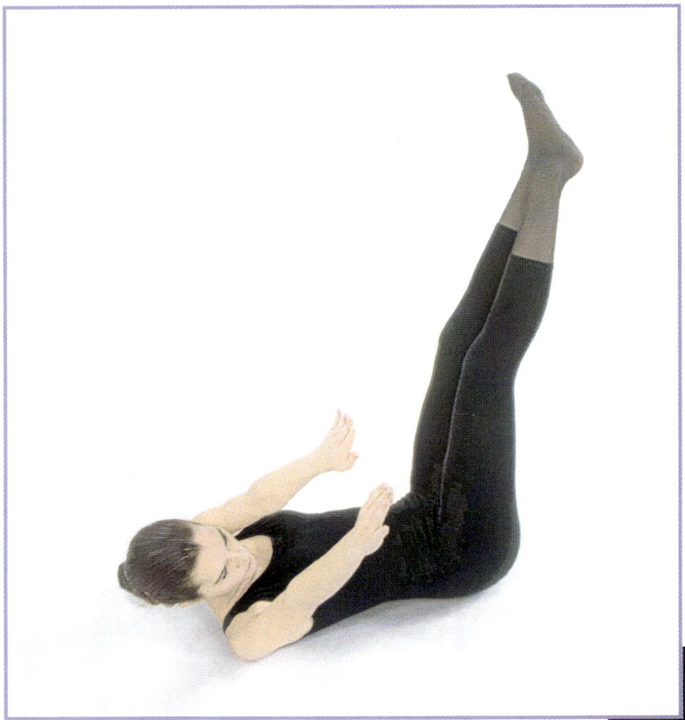

OBJECTIF

Travail des abdominaux obliques.

CONSEIL

Regardez du côté de la rotation.

DURÉE

3 minutes 20

Maintenir la position 10 secondes ; répéter 10 fois pour chaque côté.

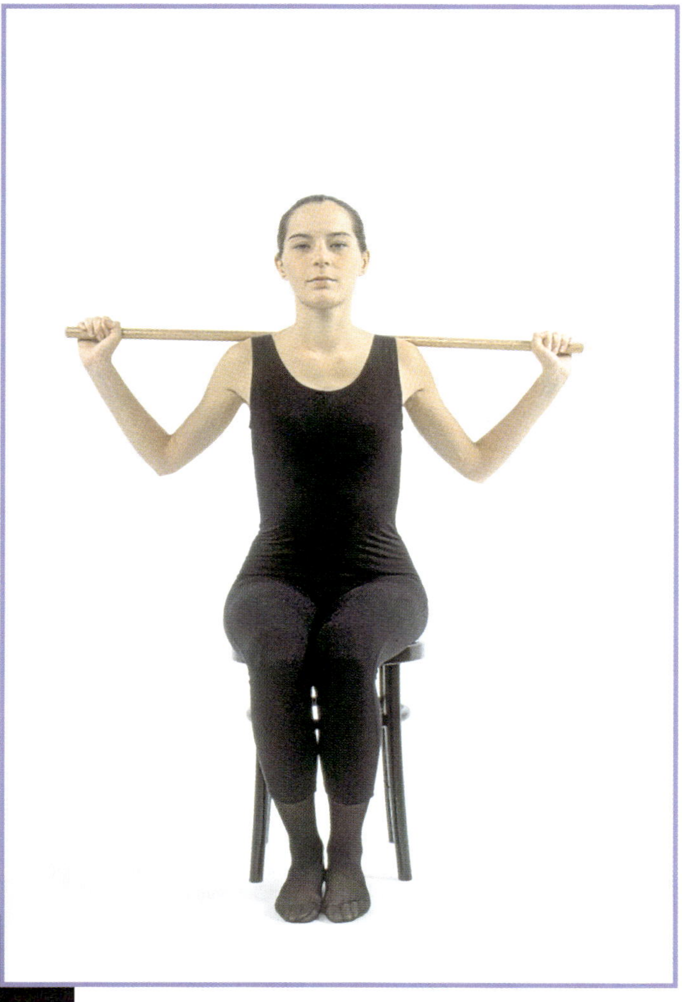

1

POSITION DE DÉPART

Asseyez-vous sur un tabouret, un bâton derrière la nuque.

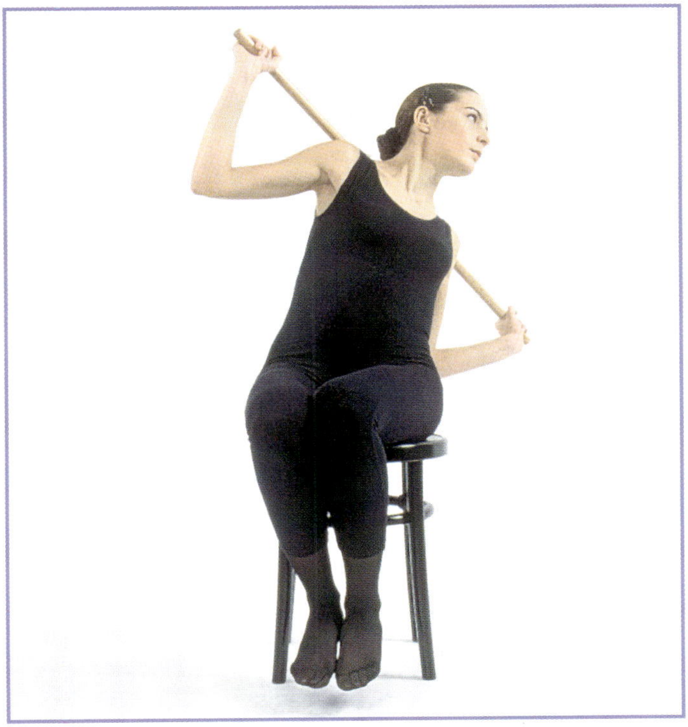

ATTENTION !

- ▲ Ne vous penchez pas trop en arrière.
- ▲ Ne creusez pas trop le bas du dos.

2

TRAVAIL

En soufflant, inclinez-vous en arrière en tournant les épaules d'un côté.

Maintenez la position et changez de côté.

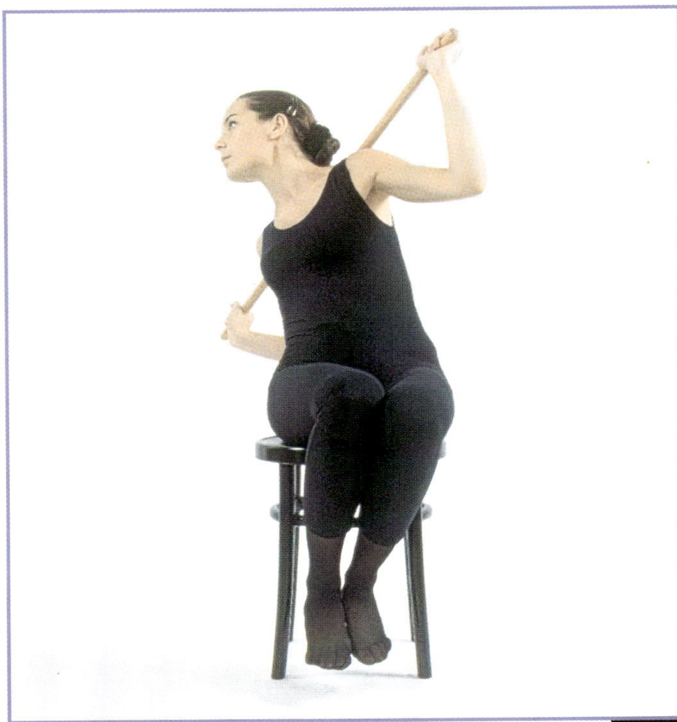

35

DIFFICILE

OBJECTIF

Travail des abdominaux.

DURÉE

3 minutes 20

Maintenir la position
10 secondes ; répéter 10 fois
pour chaque côté.

CONSEIL

Vous pouvez faire cet exercice au travail ou dans votre voiture, à l'arrêt !

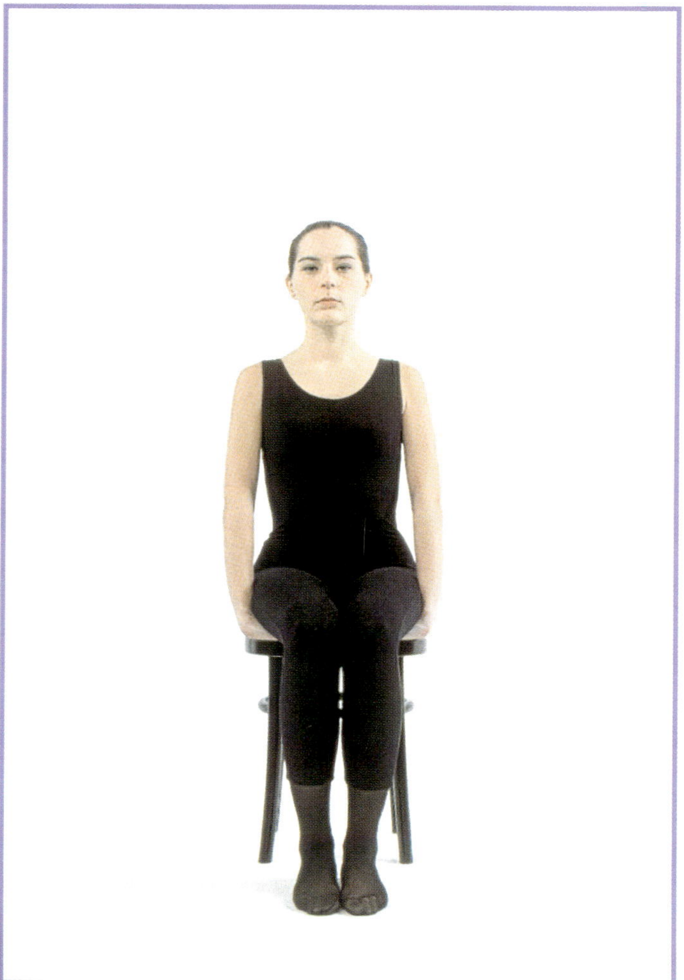

1

POSITION DE DÉPART

Asseyez-vous sur un tabouret, les mains sous les genoux.

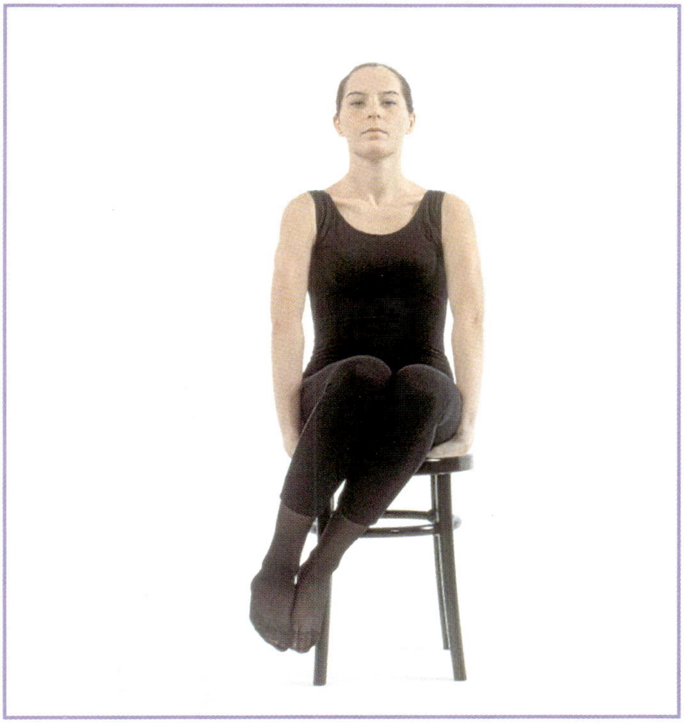

ATTENTION !

- ▲ Ne vous penchez pas en arrière.
- ▲ Regardez bien devant vous.
- ▲ Ne creusez pas le bas du dos.

2

TRAVAIL

En soufflant, montez les deux pieds serrés le long d'un côté du tabouret.

Maintenez la position et changez de côté.

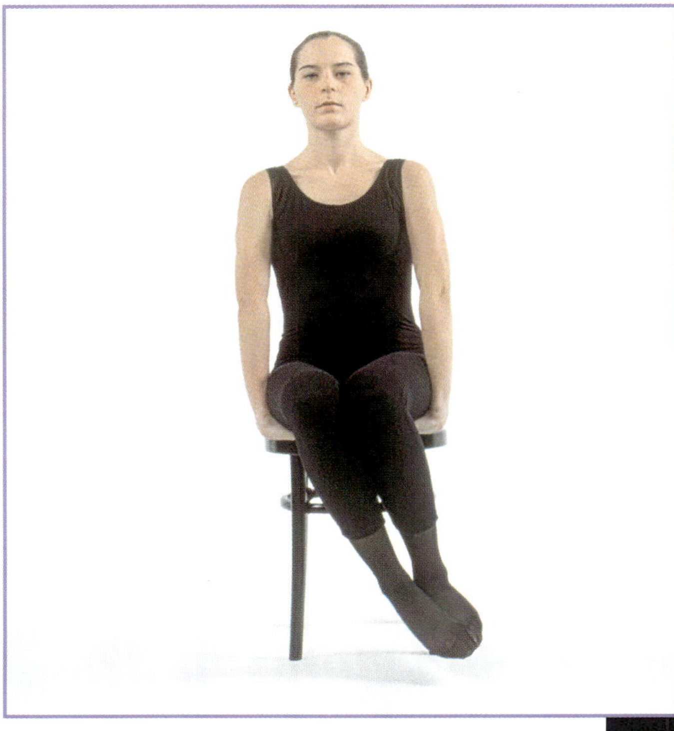

36

DIFFICILE

OBJECTIF

Travail des abdominaux obliques.

CONSEIL

Regardez bien votre genou.

DURÉE

3 minutes 20

Maintenir la position 10 secondes ; répéter 10 fois pour chaque jambe.

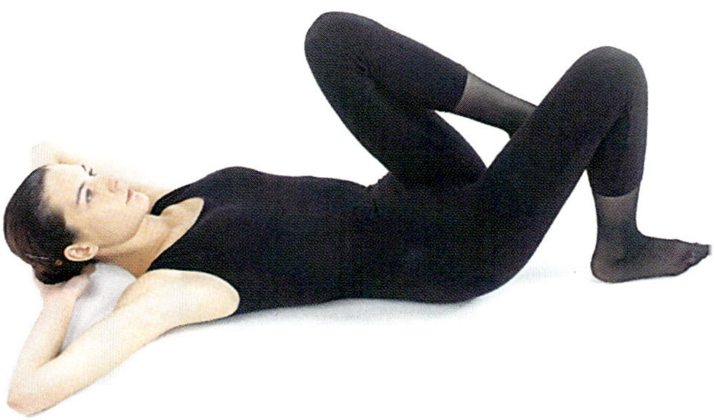

1

POSITION DE DÉPART

Allongez-vous sur le dos les mains derrière la tête, un genou replié sur le ventre.

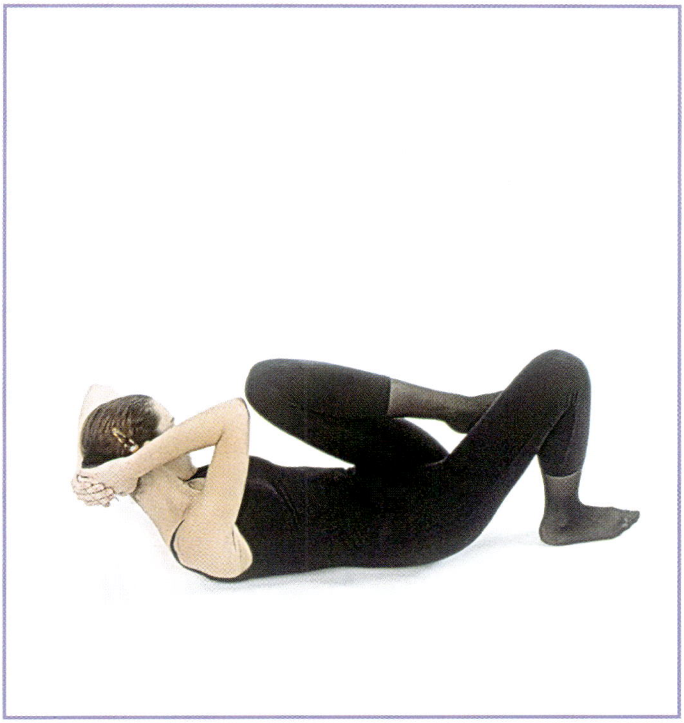

ATTENTION !

- ▲ Soulevez bien le buste.
- ▲ Montez sans à-coups.

2

TRAVAIL

En soufflant, amenez le coude droit vers le genou gauche et inversement.

Maintenez le coude en contact avec le genou et changez de côté.

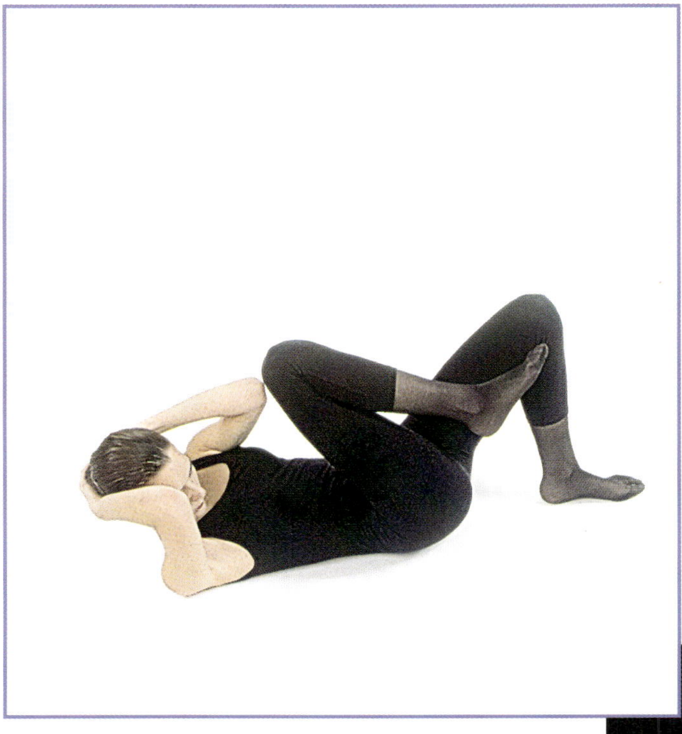

37

DIFFICILE

OBJECTIF

Travail des abdominaux.

DURÉE

3 minutes 20

Maintenir la position
20 secondes ; répéter 10 fois.

CONSEILS

Ne tirez pas le tabouret vers vous avec vos jambes.

Si vous avez mal au dos, n'insistez pas.

1

POSITION DE DÉPART

Allongez-vous sur le dos, les jambes reposant sur un tabouret, les bras le long du corps.

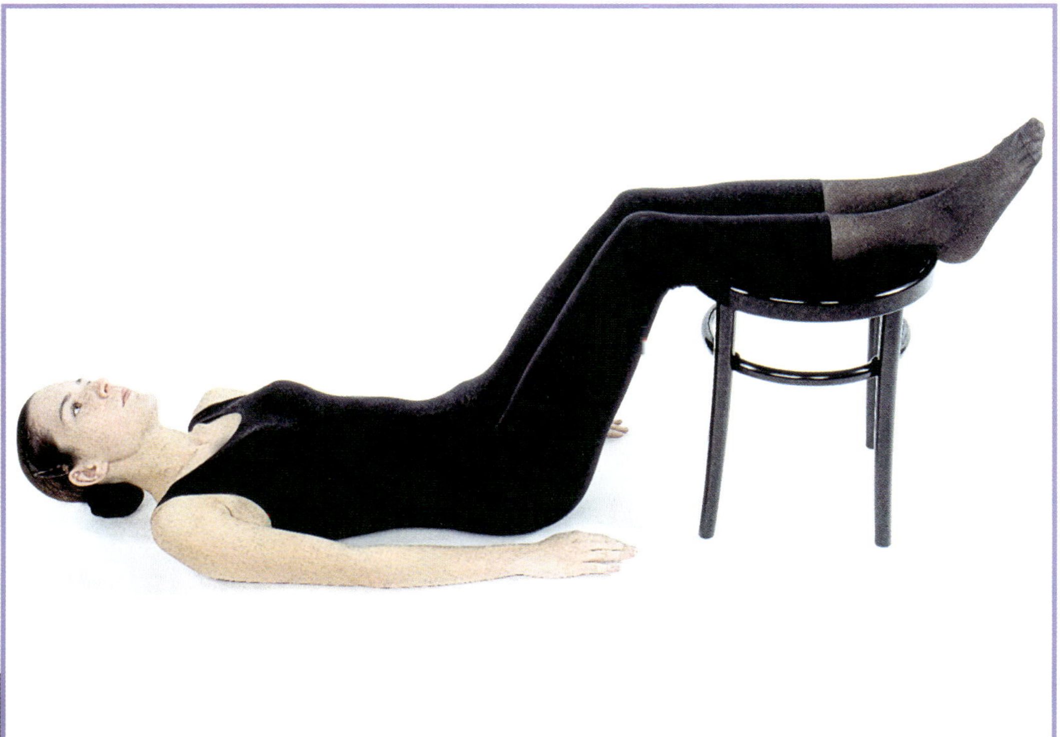

2

TRAVAIL

En soufflant, soulevez le buste et tendez les bras en direction des pieds.

Maintenez la position et relâchez.

ATTENTION !

▲ **Montez doucement sans à-coups.**

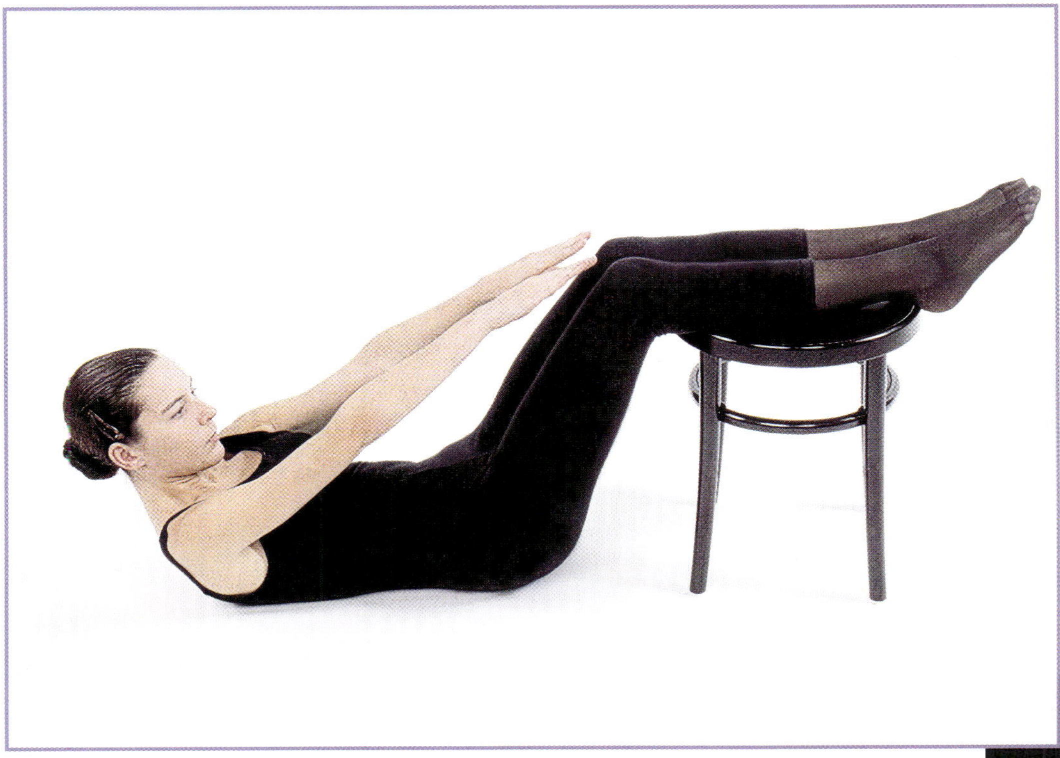

38

DIFFICILE

OBJECTIF

Travail des abdominaux
et des cuisses.

CONSEIL

Vous pouvez alourdir le tabouret
en posant des poids par-dessus.

DURÉE

3 minutes 20

Maintenir la position
20 secondes ; répéter 10 fois.

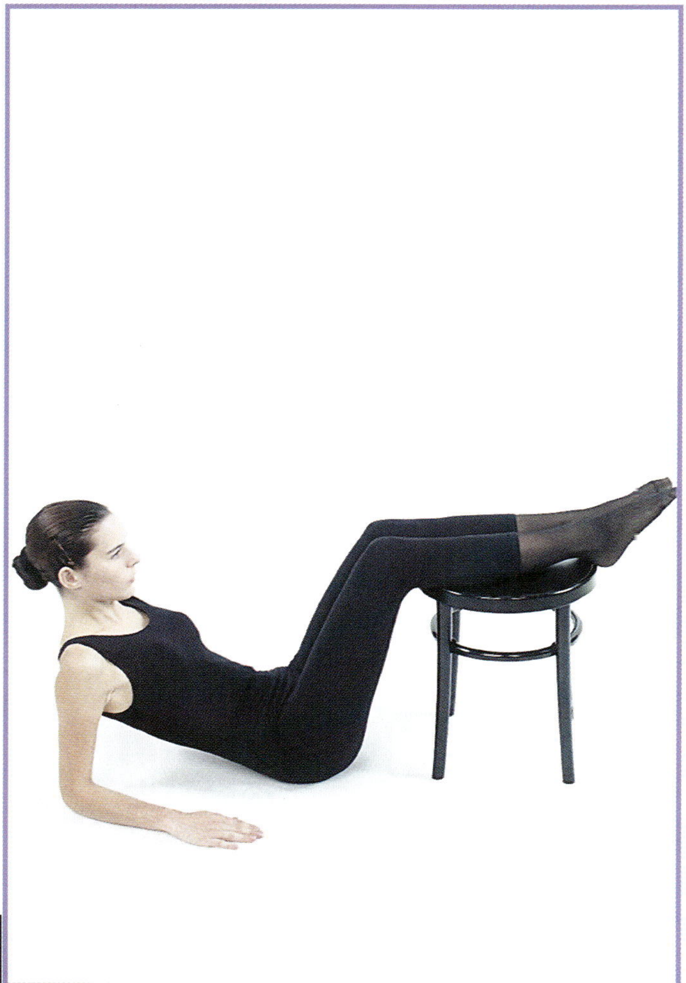

1

POSITION DE DÉPART

Allongez-vous en appui sur les coudes, les jambes reposant sur un tabouret.

ATTENTION !

▲ Ne cherchez pas à monter le tabouret trop haut.

2

TRAVAIL

En soufflant, placez les jambes de part et d'autre du tabouret, serrez-le et soulevez-le.

Maintenez le tabouret en l'air et reposez-le.

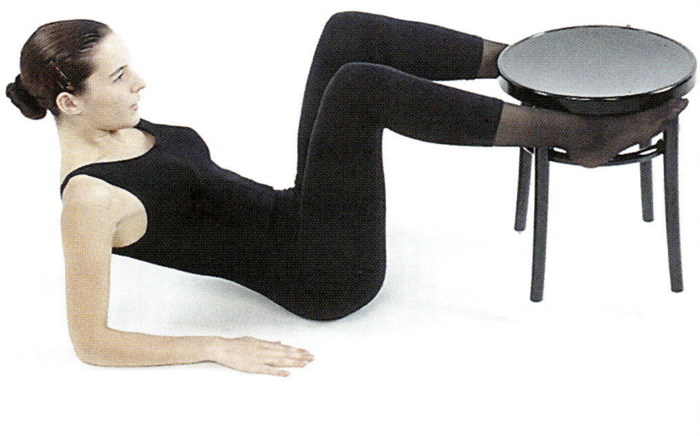

39

DIFFICILE

OBJECTIF

Travail des abdominaux obliques.

DURÉE

3 minutes 20

Maintenir la position 10 secondes ; répéter 10 fois pour chaque côté.

CONSEIL

Regardez bien devant vous.

Si vous souffrez du dos, n'insistez pas.

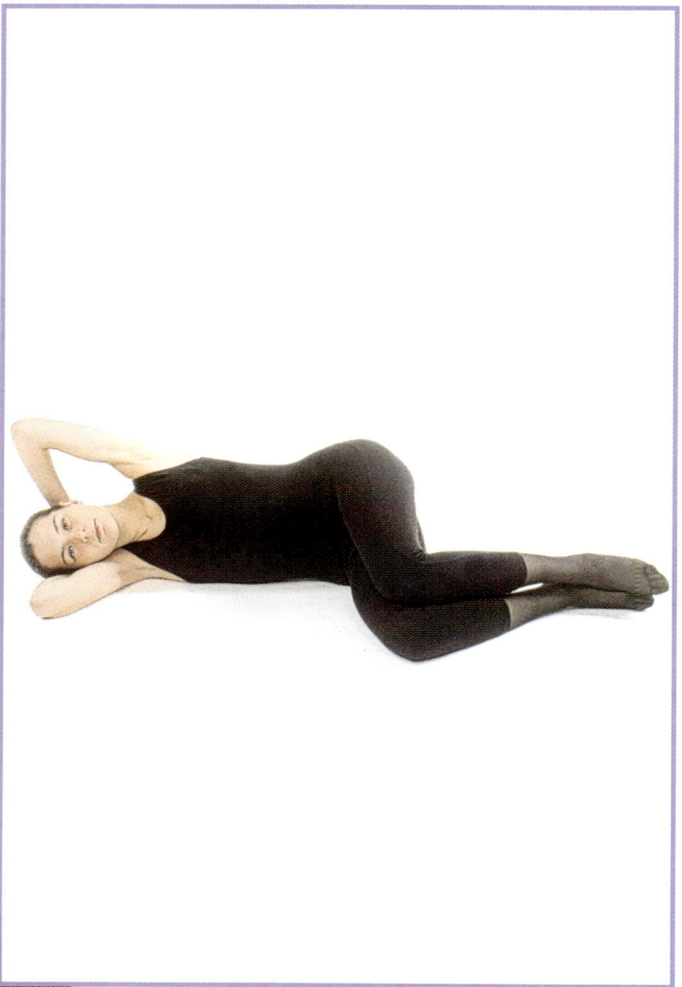

1

POSITION DE DÉPART

Allongez-vous sur le côté, les jambes fléchies, les mains derrière la tête.

ATTENTION !

▲ **Ne cherchez pas à monter trop haut.**

2

TRAVAIL

En soufflant, soulevez les épaules du sol.

Maintenez la position et changez de côté.

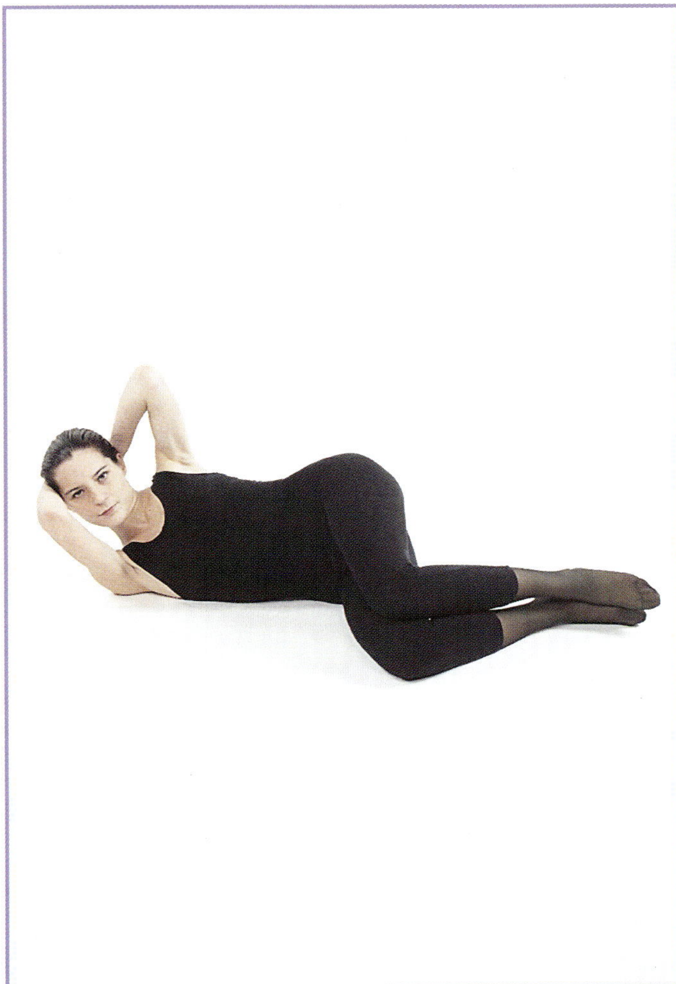

LES DORSAUX

Ils se situent en arrière de la colonne vertébrale. Ils se divisent en deux groupes : les spinaux profonds, qui maintiennent la colonne vertébrale en position verticale, et les spinaux superficiels, qui permettent les mouvements de la colonne vertébrale d'avant en arrière.

Les muscles du dos jouent un rôle très important dans la prévention des pathologies vertébrales (voir *50 exercices contre le mal de dos,* éditions Flammarion).

Du point de vue esthétique, il est important de se tenir bien droit, les épaules serrées en arrière ; le buste est ainsi dégagé et chez la femme, la poitrine est rehaussée.

On travaillera donc les muscles du dos afin de pouvoir se tenir droit sans effort dans toutes les situations de la vie courante : assis au bureau, debout, en marchant.

Les sports conseillés sont : la natation sur le dos, la gymnastique, l'équitation, la planche à voile, etc.

OBJECTIF

Travail de l'ensemble du dos et des épaules.

DURÉE

3 minutes 20

Maintenir la position 10 secondes ; répéter 20 fois.

CONSEIL

Regardez droit devant vous.

Vous pouvez faire cet exercice en fin de journée pour vous détendre.

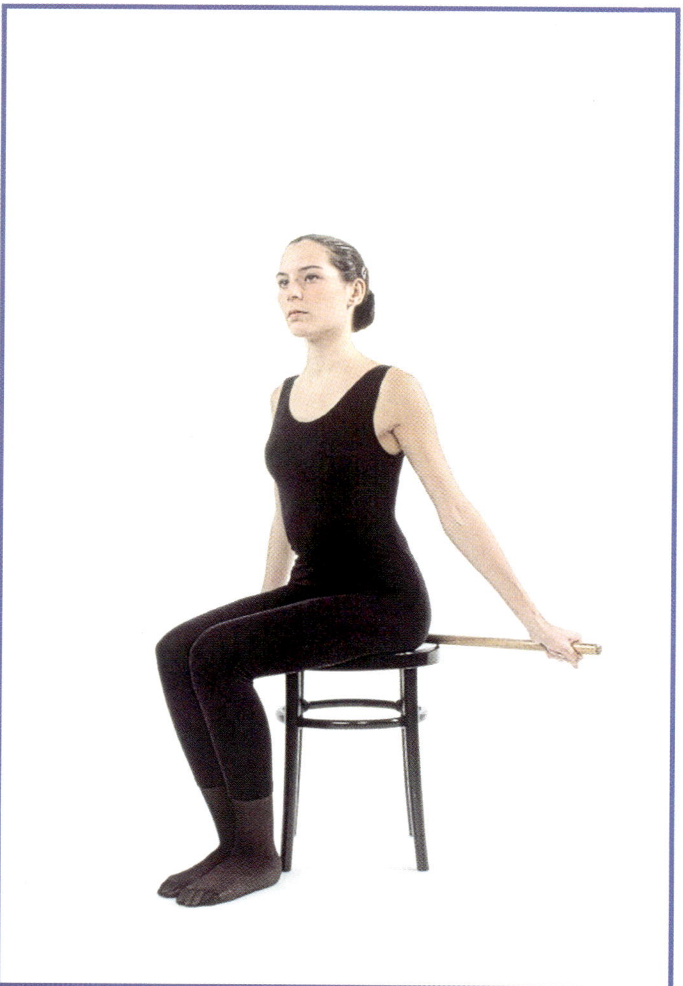

1

POSITION DE DÉPART

Asseyez-vous sur un tabouret, les bras tendus dans le dos, les mains tenant un bâton.

ATTENTION !

▲ **Ne creusez pas exagérément le bas du dos.**

2

TRAVAIL

En soufflant, penchez-vous en avant et tirez les bras en arrière.

Tirez la poitrine en avant et la tête vers le haut.

Maintenez la position.

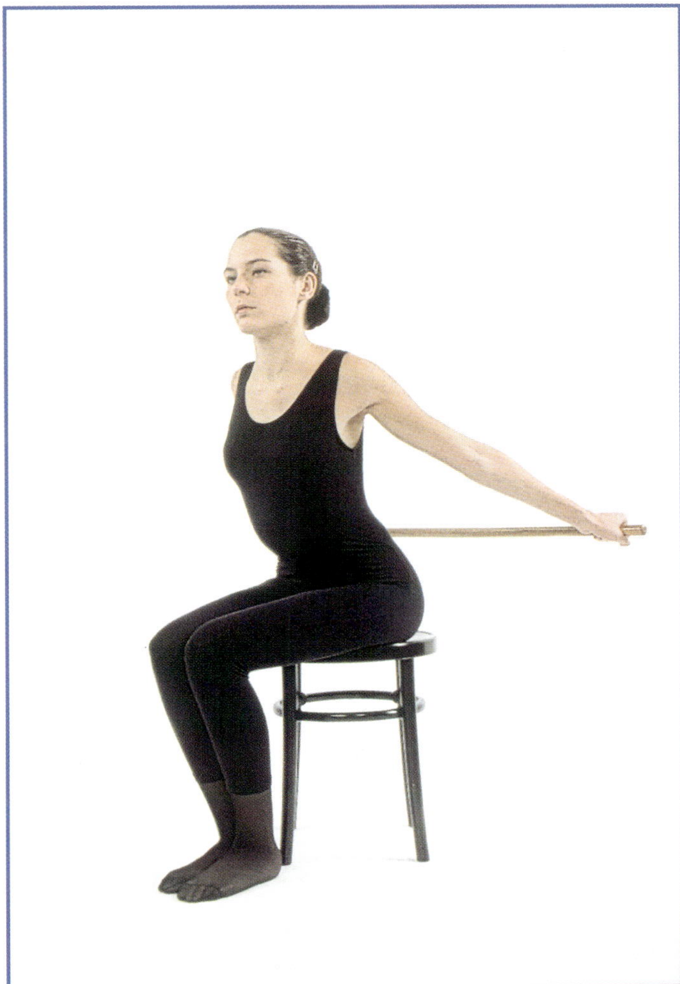

OBJECTIF

Travail du haut du dos.

DURÉE

3 minutes

Répéter le mouvement 10 fois ;
faire 5 séries,
soit 50 mouvements.

CONSEILS

Si vous n'arrivez pas à faire 50 répétitions de mouvement, c'est que les haltères sont trop lourds ; diminuez le poids de 20 %.

Au contraire, si c'est trop facile, augmentez le poids de 20 %.

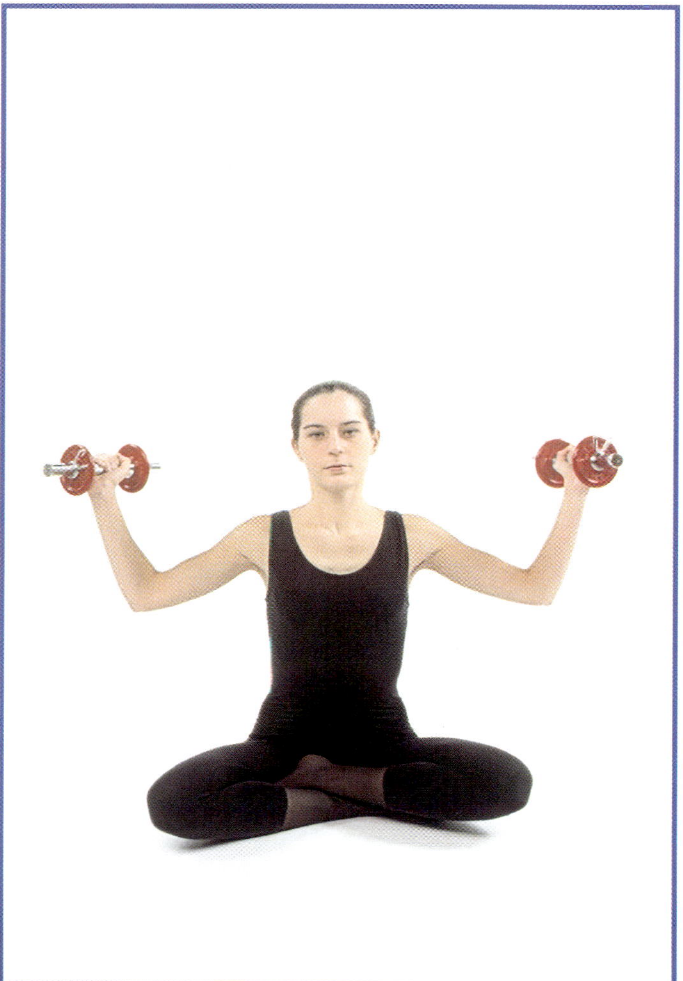

1

POSITION DE DÉPART

Asseyez-vous en tailleur, les bras en croix tenant des haltères. Tenez-vous bien droit.

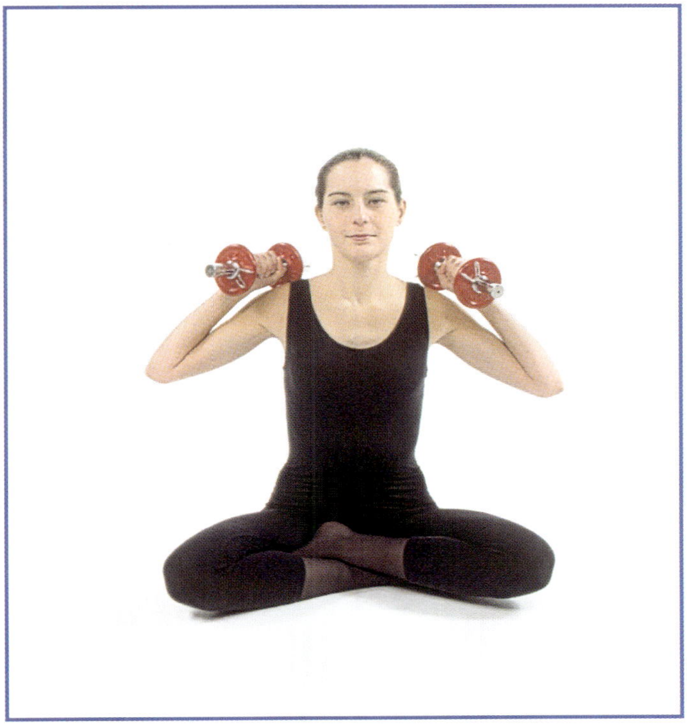

ATTENTION !

▲ **Ne faites pas de dos rond.**

2

TRAVAIL

En soufflant, amenez les haltères aux épaules et tendez les bras vers le haut.

Baissez les bras et revenez à la position de départ.

Recommencez.

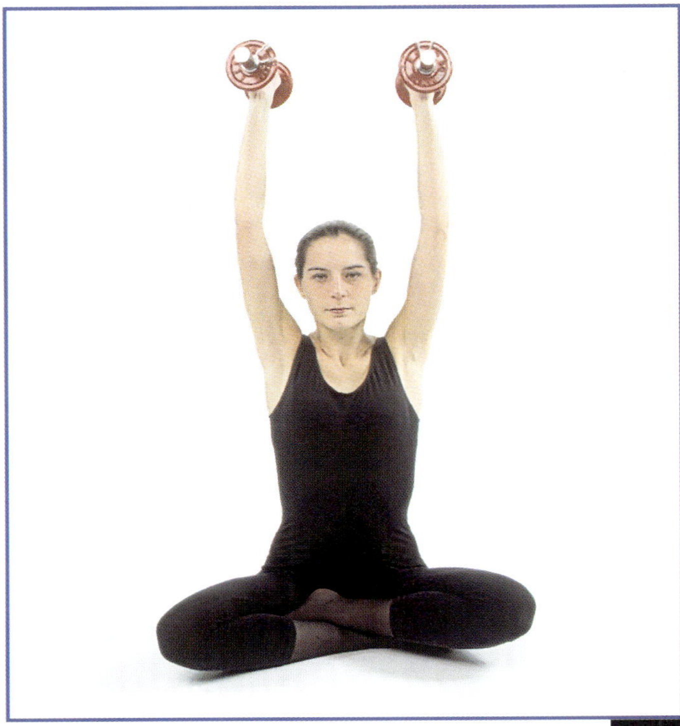

OBJECTIF

Travail de l'ensemble du dos.

DURÉE

3 minutes 20

Maintenir la position
10 secondes ; répéter 20 fois.

CONSEILS

Placez un coussin sous votre ventre.

Cherchez à être aligné de la tête aux pieds.

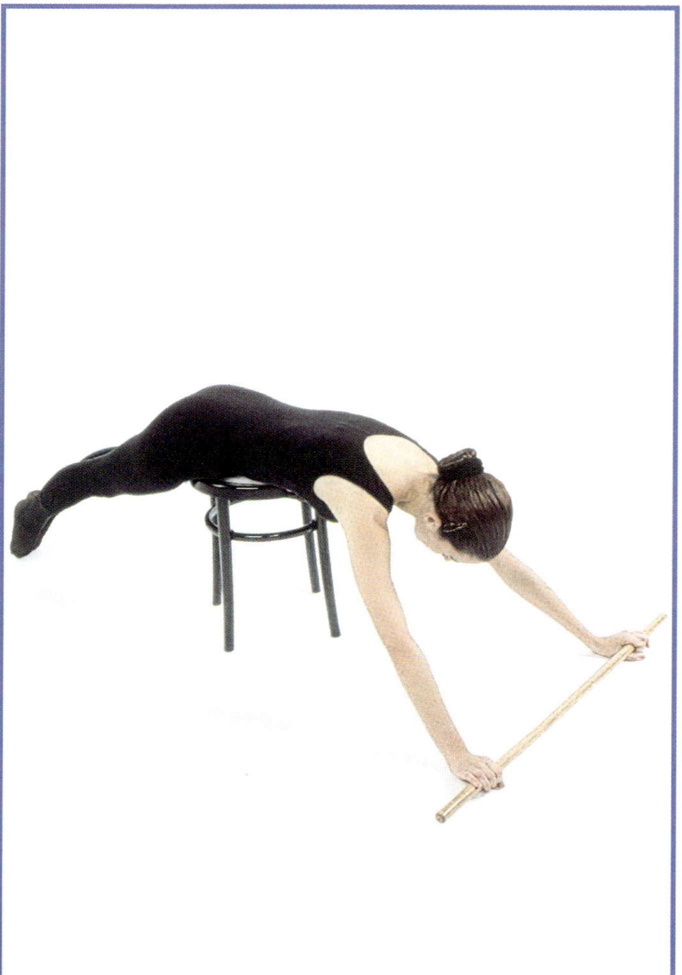

1

POSITION DE DÉPART

Allongez-vous à plat ventre sur un tabouret, les bras et les jambes tendus, un bâton entre les mains.

Les pieds et les mains sont posés sur le sol.

ATTENTION !

▲ **Ne creusez pas le bas du dos.**

▲ **Regardez le sol.**

2

TRAVAIL

En soufflant, amenez le bâton derrière la nuque et les jambes à l'horizontale.

Maintenez la position.

Recommencez.

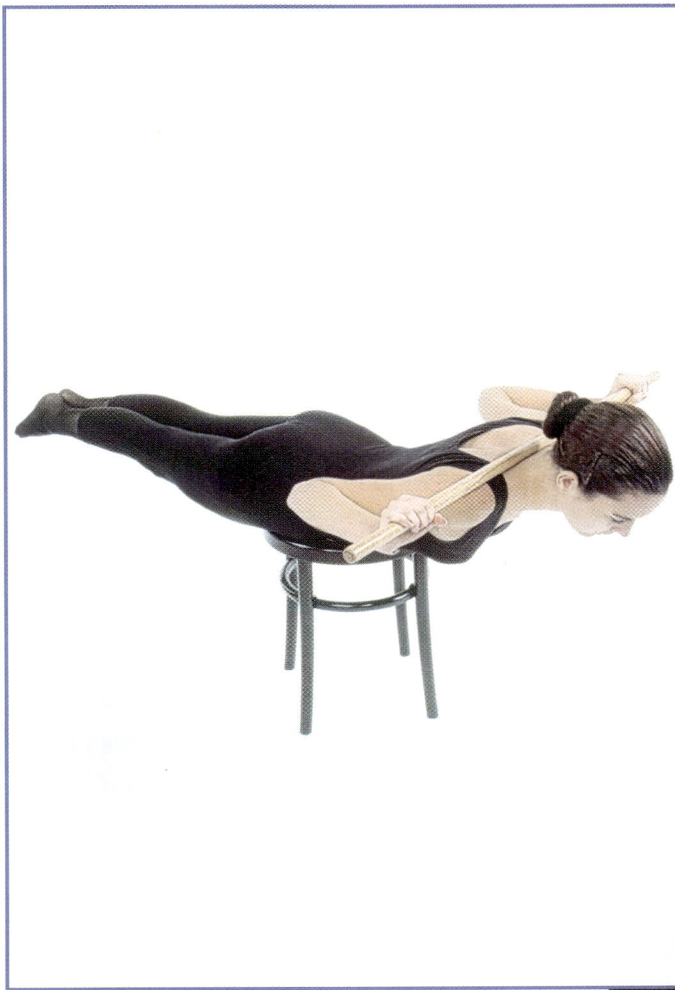

43

DIFFICILE

OBJECTIF

Travail de l'ensemble du dos.

DURÉE

3 minutes 20

Maintenir la position
10 secondes ; répéter 20 fois.

CONSEILS

Placez un coussin sous votre ventre.

Cherchez à être aligné de la tête aux pieds.

Allongez-vous au maximum comme lorsque vous effectuez un plongeon dans l'eau.

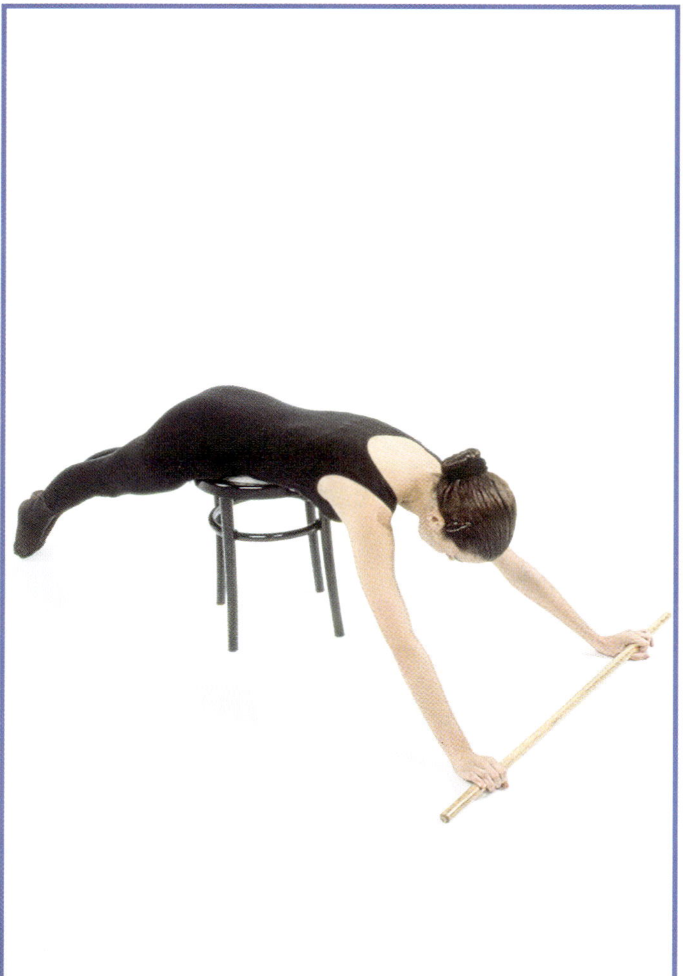

1

POSITION DE DÉPART

Allongez-vous à plat ventre sur un tabouret, les bras et les jambes tendus, un bâton dans les mains.

Les pieds et les mains sont posés sur le sol.

ATTENTION !

- ▲ **Ne creusez pas le bas du dos.**
- ▲ **Regardez le sol.**

2

TRAVAIL

En soufflant, tendez les bras et les jambes à l'horizontale.

Maintenez la position.

Recommencez.

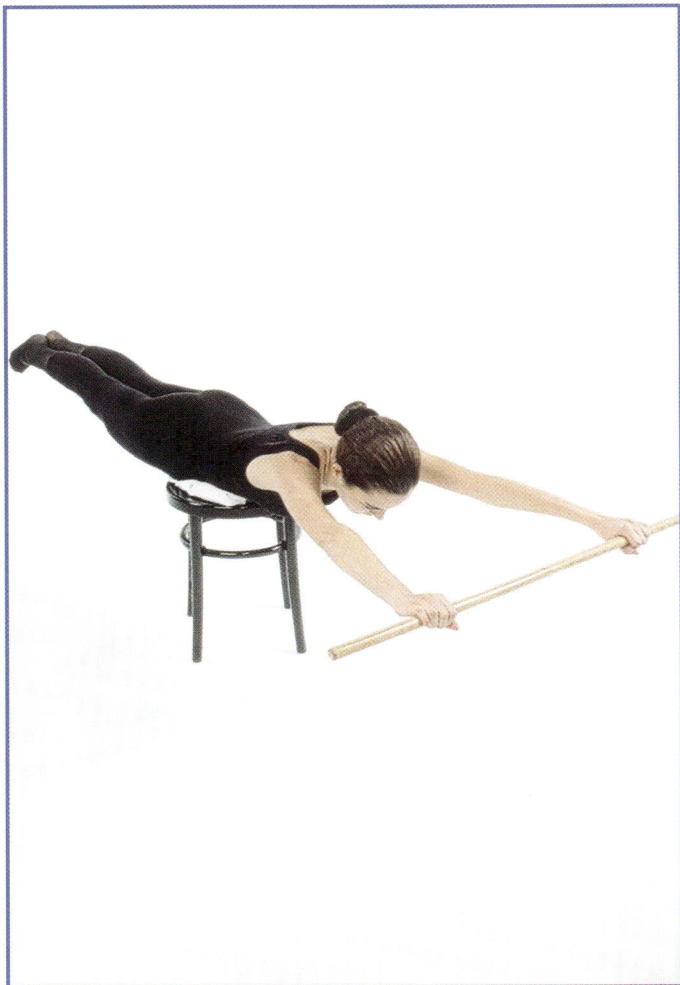

44

DIFFICILE

OBJECTIF

Travail des bras et du dos.

DURÉE

3 minutes 20

Maintenir la position
10 secondes ; répéter 20 fois.

CONSEILS

Soyez bien aligné de la tête aux pieds.

Vous faites le mouvement d'une « pompe à bras » que l'on utilisait autrefois pour tirer l'eau d'une source.

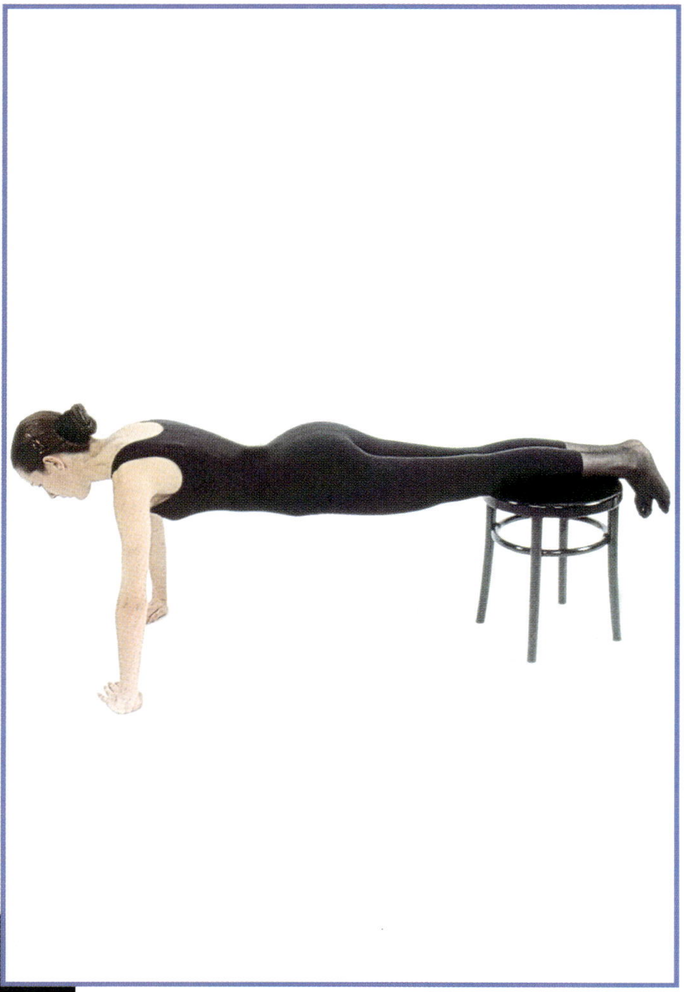

1

POSITION DE DÉPART

Posez les pieds sur un tabouret, les mains sur le sol, le corps tendu à l'horizontale.

ATTENTION !

- ▲ Ne creusez pas le dos.
- ▲ Ne posez pas la tête sur le sol.
- ▲ Ne gardez pas les fesses en l'air.

2

TRAVAIL

En soufflant, pliez les bras et descendez les épaules au ras du sol.

Maintenez la position.

Recommencez.

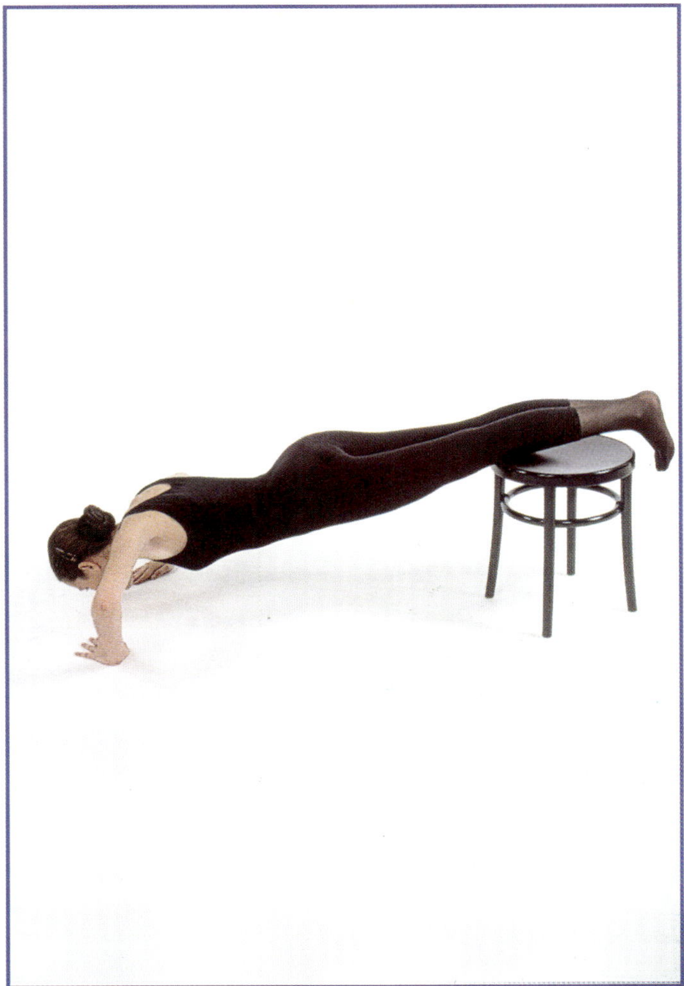

45

DIFFICILE

OBJECTIF

Travail du haut du dos.

DURÉE

3 minutes 20

Maintenir la position
10 secondes ; répéter 20 fois.

CONSEILS

Placez un coussin sous votre ventre.

Si vous n'arrivez pas à faire 50 répétitions de mouvement, c'est que les haltères sont trop lourds ; diminuez le poids de 20 %.

Au contraire, si c'est trop facile, augmentez le poids de 20 %.

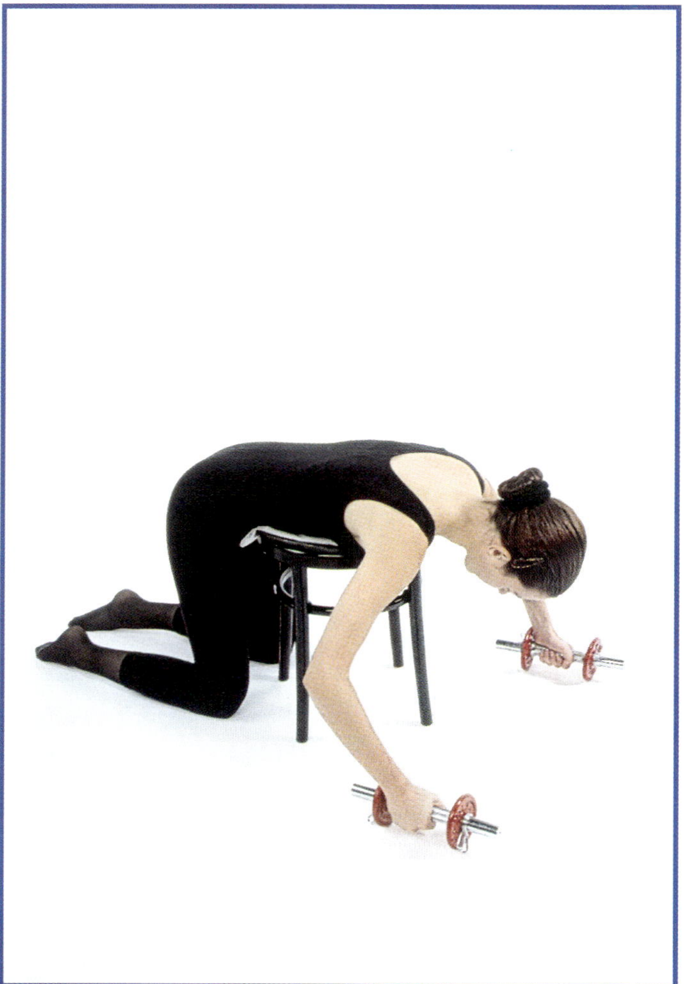

1

POSITION DE DÉPART

Agenouillez-vous devant un tabouret. Posez le ventre sur le tabouret.

Posez les mains au sol en tenant des haltères.

ATTENTION !

▲ Ne décollez pas le dos rond.

2

TRAVAIL

En soufflant, relevez la tête et amenez les mains aux épaules.

Maintenez la position.

Recommencez.

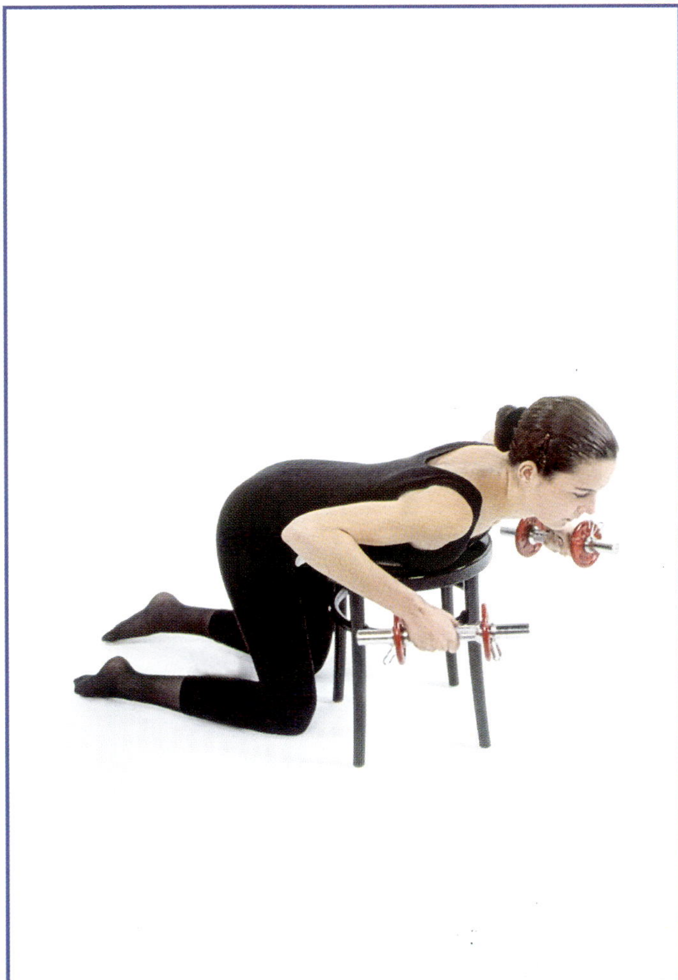

OBJECTIF

Travail de l'ensemble du dos.

DURÉE

3 minutes 20

Maintenir la position
20 secondes ; répéter 10 fois.

CONSEILS

Placez un oreiller sous la nuque.

Vous faites un « pont »
avec votre buste.

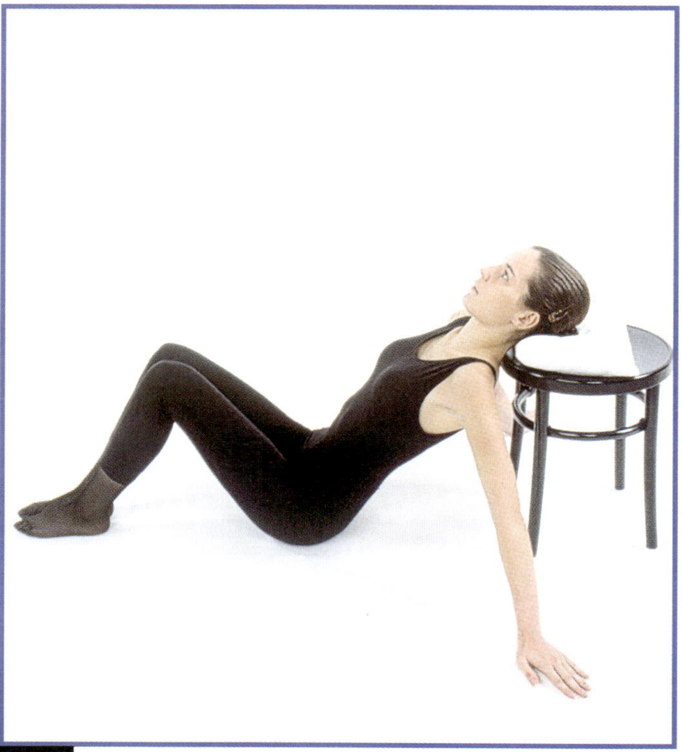

1

POSITION DE DÉPART

Posez la nuque sur un tabouret.

Asseyez-vous jambes fléchies, mains posées sur le sol.

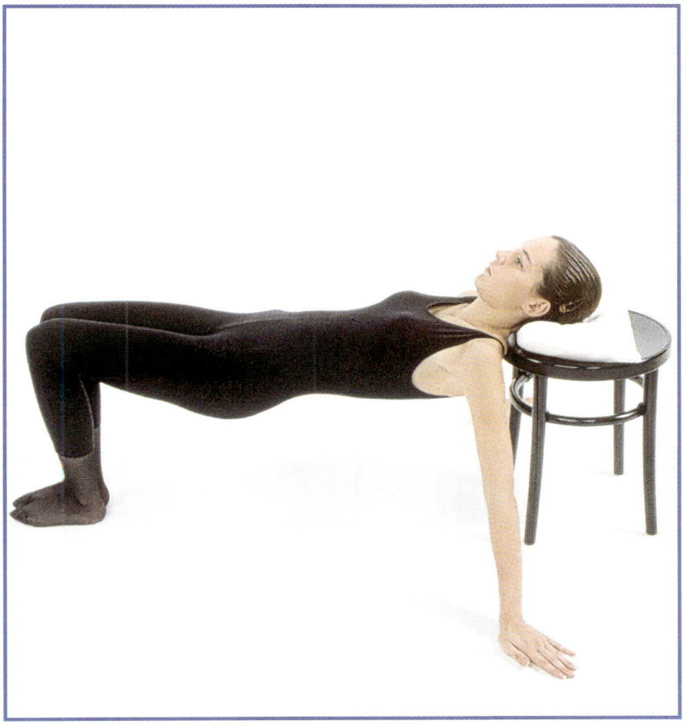

ATTENTION !

- ▲ Ne poussez pas le tabouret en arrière.
- ▲ N'amenez pas la nuque en hyperextension (regardez en l'air).

2

TRAVAIL

En soufflant, soulevez les fesses en poussant sur les bras ; enlevez les mains du sol.

Maintenez la position.

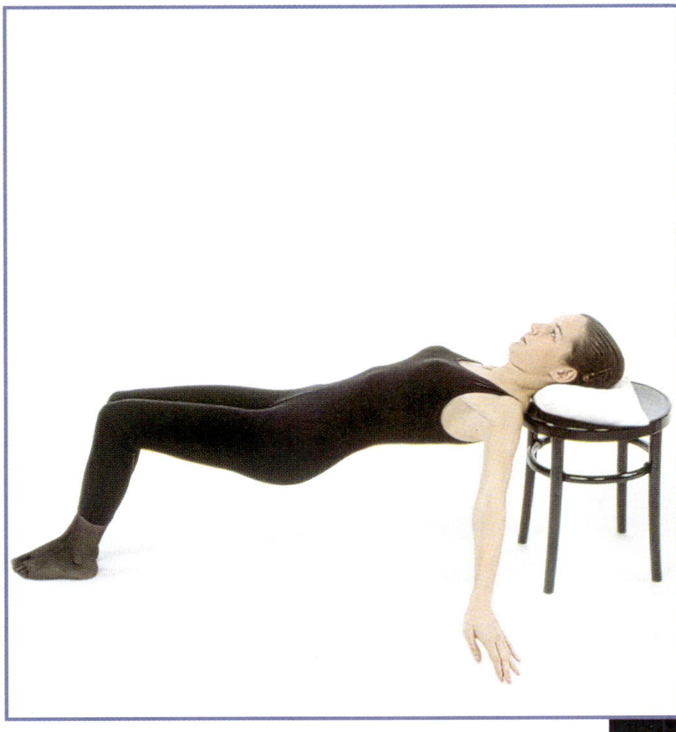

LES MUSCLES DES BRAS

Les muscles des bras, plus développés chez l'homme, sont constitués par les biceps, situés sur la face antérieure du bras, qui permettent la flexion du coude; les triceps, situés sur la face postérieure du bras, qui permettent l'extension du coude et les muscles de l'épaule : nombreux, ils s'attachent en arrière sur l'omoplate et avant sur la cage thoracique. Les plus apparents sont : le deltoïde, qui coiffe l'épaule, et le grand pectoral, qui forme la poitrine en arrière du sein chez la femme.

D'un point de vue esthétique, les épaules doivent être de face légèrement plus larges que le bassin ; de profil, il faut les tirer en arrière de façon à dégager la poitrine.

On notera qu'il n'existe pas de muscle des seins; on ne pourra donc pas espérer remonter sa poitrine grâce à des exercices musculaires. En revanche, le fait de se tenir bien droit, les épaules serrées en arrière, permet de rehausser la poitrine (bomber le torse).

La femme cherchera à développer raisonnablement ses muscles des bras et des épaules.

Les sports conseillés sont : la natation, l'aviron, l'escalade, etc.

47

MOYEN

OBJECTIF

Travail des pectoraux
et des épaules.

DURÉE

5 minutes

Répéter 10 fois le mouvement ;
faire 5 séries,
soit 50 mouvements.

CONSEILS

Si vous n'arrivez pas à faire 50 répétitions, c'est que les haltères sont trop lourds ; diminuez alors le poids de 20 %.

Au contraire, si c'est trop facile, augmentez le poids de 20 %.

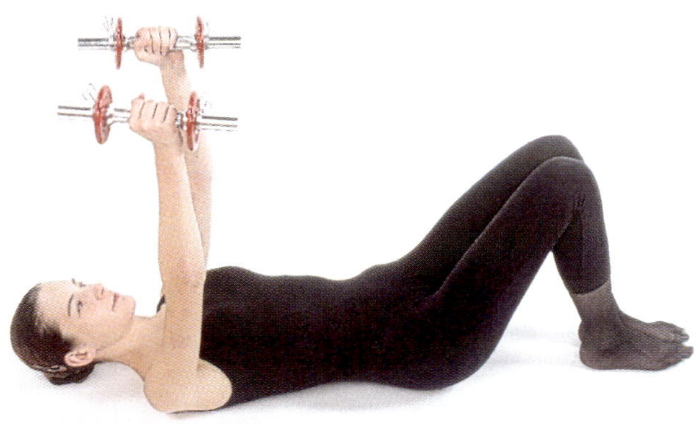

1

POSITION DE DÉPART

Allongez-vous sur le dos, les jambes fléchies.

Les bras sont tendus devant vous. Les mains tiennent des haltères.

ATTENTION !

▲ **Ne pliez pas les bras.**

▲ **Ne creusez pas le dos.**

▲ **Ne touchez pas le sol avec les haltères.**

2

TRAVAIL

En soufflant, écartez lentement les bras pour les amener au raz du sol.

Remontez lentement.

Recommencez.

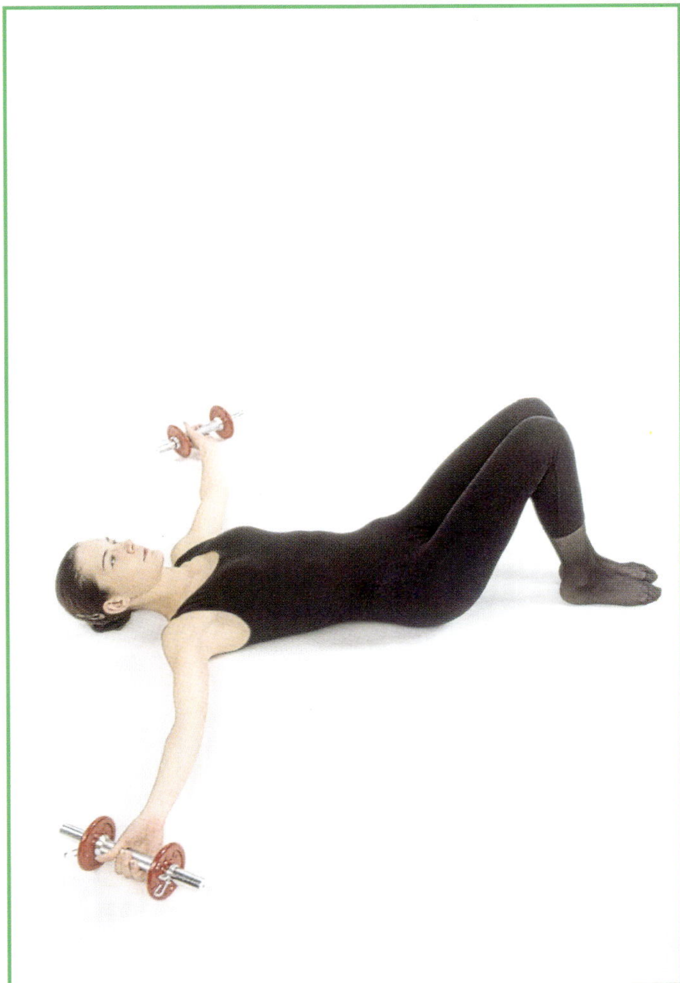

OBJECTIF

Travail des pectoraux
et des triceps.

DURÉE

5 minutes

Répéter 10 fois le mouvement ;
faire 5 séries,
soit 50 mouvements.

CONSEIL

Si vous n'arrivez pas à faire 50 répétitions, c'est que les haltères sont trop lourds ; diminuez alors le poids de 20 %.

Au contraire, si c'est trop facile, augmentez le poids de 20 %.

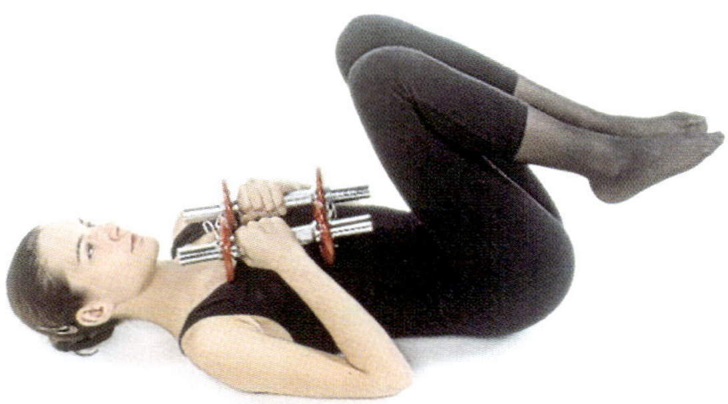

1

POSITION DE DÉPART

Allongez-vous sur le dos, les jambes fléchies sur le ventre, les bras repliés sur la poitrine. Les mains tiennent des haltères.

ATTENTION !

▲ Ne creusez pas le dos.

2

TRAVAIL

En soufflant, tendez lentement les bras.

Ramenez ensuite les mains à la poitrine.

Recommencez.

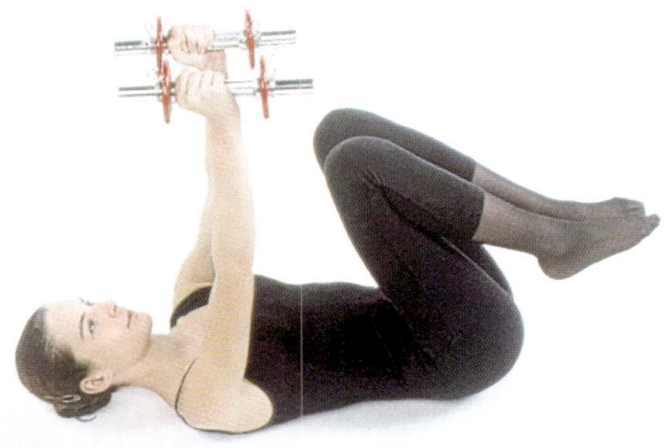

OBJECTIF

Travail des pectoraux et des épaules.

DURÉE

5 minutes

Répéter 10 fois le mouvement ; faire 5 séries, soit 50 mouvements.

CONSEIL

Si vous n'arrivez pas à faire 50 répétitions, c'est que les haltères sont trop lourds ; diminuez alors le poids de 20 %.

Au contraire, si c'est trop facile, augmentez le poids de 20 %.

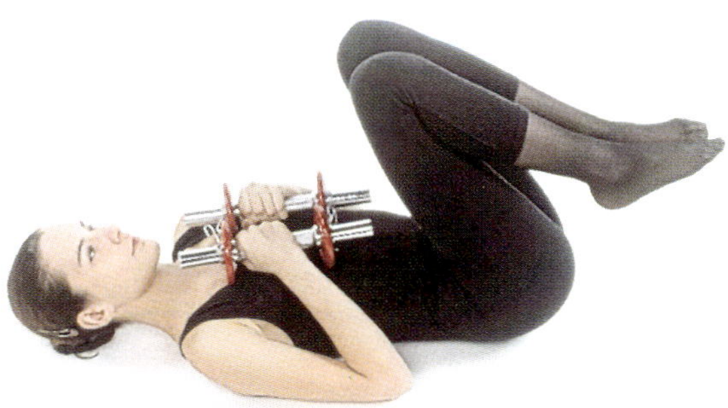

1

POSITION DE DÉPART

Allongez-vous sur le dos, les jambes fléchies sur le ventre, les bras repliés sur la poitrine. Les mains tiennent des haltères.

2

TRAVAIL

En soufflant, tendez lentement les bras derrière la tête. Ramenez les bras à la poitrine. Recommencez.

ATTENTION !

- ▲ **Ne creusez pas le dos.**
- ▲ **Ne touchez pas le sol avec les haltères.**

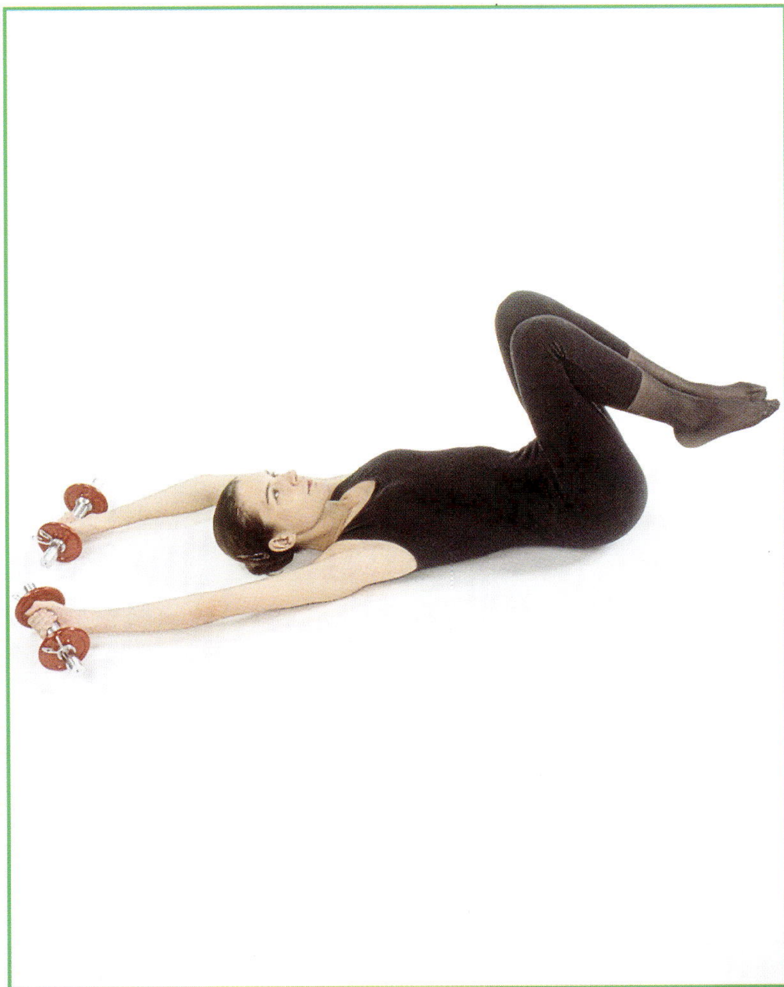

50

MOYEN

OBJECTIF

Travail des biceps.

DURÉE

5 minutes

Répéter 10 fois le mouvement ;
faire 5 séries,
soit 50 mouvements.

CONSEIL

Si vous n'arrivez pas à faire 50 répétitions, c'est que les haltères sont trop lourds ; diminuez alors le poids de 20 %.

Au contraire, si c'est trop facile, augmentez le poids de 20 %.

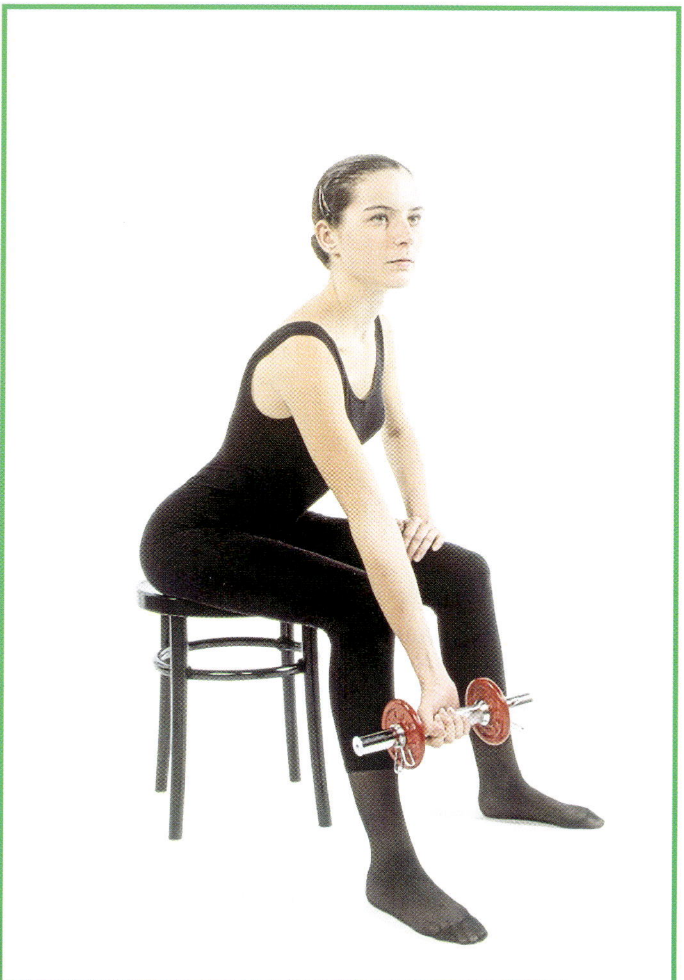

1

POSITION DE DÉPART

Asseyez-vous sur un tabouret le coude posé sur un genou.

Le bras est tendu et la main tient un haltère.

L'autre main est posée sur l'autre genou.

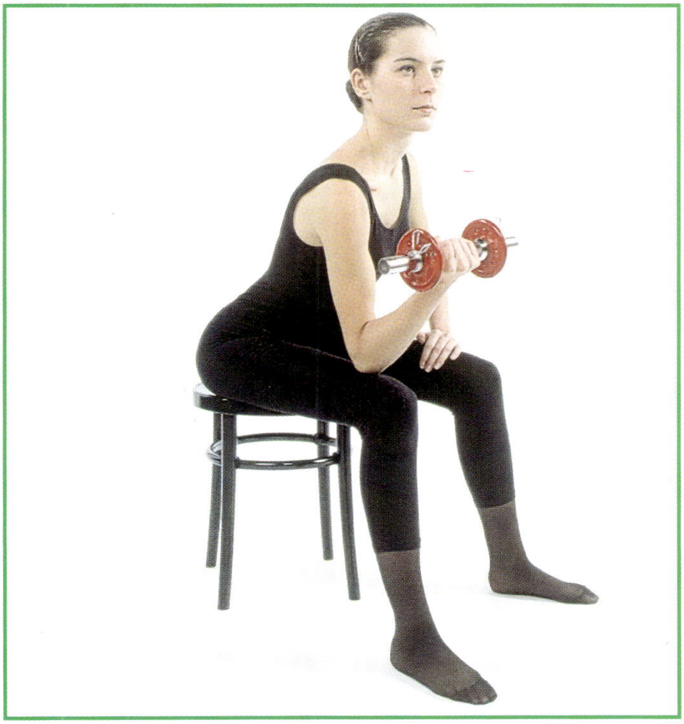

ATTENTION !

▲ La main doit atteindre l'épaule.

▲ Ne faites pas le dos rond.

2

TRAVAIL

En soufflant, pliez lentement le coude, puis étendez-le.

Recommencez.

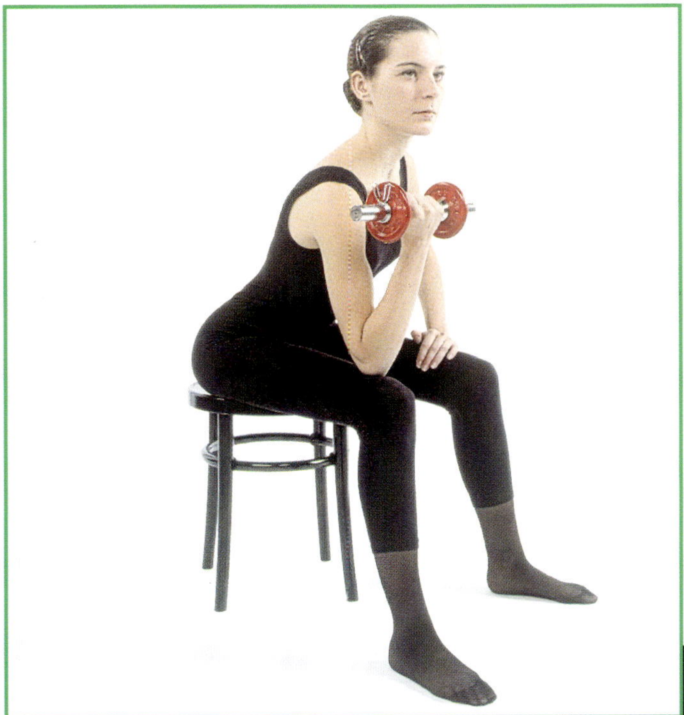

Direction d'ouvrage : Brigitte Arnaud
Réalisation : Atelier B. A.
Photographies : François May
Conception maquette & couverture : Studio Création Flammarion
Mise en page : Michel Ganne

Remerciements : Julie, Jeanne-Sophie

Avertissement :

L'auteur et l'éditeur ne sauraient être tenus
pour responsables des accidents
qui pourraient survenir
à la suite de l'exécution des exercices
présentés dans ce livre.

ISBN : 2-0820-1053-8
FT 1053-03 Dépôt légal : février 2000
Imprimé en France par I.M.E. 25110 Baume-les-Dames